はじめよう！
がんの家族教室

小森康永｜編
愛知県がんセンター中央病院緩和ケアセンター｜著

日本評論社

はじめに

この本は、がん医療の考え方を述べて医療者が自分でがん医療を学べるようにしたものではないし、ましてや医療者にがん医療を教えるための手引書でもありません。これは、患者の健康について直接責任を負っている家族にヒントを与えたいという、ただそれだけの目的で書かれたものです。家族の誰もが、あるいは少なくとも家族の誰かが、一生のうちに何回かは、子どもとか患者とか、とにかく誰かの健康上の責任を負うことになります。言い換えれば、家族は誰もが医療者なのです。がんを引き起こしやすい生活習慣、あるいはがんからの回復期に養生するための知識は、もっと重視されてよいはずです。こうした知識は、誰もが身につけておくべきものであって、専門家のみが身につける医学知識とははっきり区別されるものです。私たちは、家族にがん医療を教えようとは思っていません。むしろ家族に自ら学んでもらいたいと願っています。そのような目的のもとに、私たちはあえてここにいくつかのヒントをまとめてみました。

……ここまで読まれて、どこかで読んだような文章だなあと思われたなら、それは素晴らしいことです。なぜなら、冒頭の文章は、ナイチンゲールの『看護覚え書』(1859)の「はじめに」からもってきたものだからです(「看護」を「がん医療」に、「看護婦」を「医療者」に、そして「女性」を「家族」に置き換えてはありますが)。私たちは、彼女が150年以上も前に記したことを、今ようやく、がん医療において真似ていることにあらためて驚きます。

しかし、私たちにひとつだけ彼女より進んだところがあるとしたら、それは「がんサバイバー」という概念があることでしょう。「がんサバイバー」という概念は、がんが急性疾患でも慢性疾患でもないことを私たちが常に自覚しておくために必要なのだと思います。この概念によって、がん患者さんの身体・心理・社会的、さらにはスピリチュアルなニーズが、治療中およびその後も大きく揺れ動くことが明瞭になります。そして、チーム医療およびコミュニティケアの必要性にリアリティを感じることができるようになります。

今回、愛知県がんセンター中央病院緩和ケアセンターでは、150年以上前のナイチンゲールより欲を出して（とはいっても『看護覚え書』の1860年版と同じなのですが）、患者さんご家族のみならず医療者にもアピールするよう「がんの家族教室」のためのテキストをまとめることにしました。

第１部「講義」は、がんサバイバーの家族に向けた心理教育プログラムの実際を記録しています。私たちのセンターでは、2015年４月から７月の隔週木曜午後に、外来棟２階のエスカレーター下に待合室の椅子を並べて、ゲリラ的に講義を実施しました。毎回30名ほどの方々が１時間の講義を聴講され、さらに数名の方は緩和ケアセンター多目的ルームでのフリートークにも参加されました。家族である読者は、この第１部を教科書として、つまり講義の後で確認のために読んだり、聞き逃した講義を補足したりするために使えるでしょう。医療者なら、当センターのホームページ（http://www.pref.aichi.jp/cancer-center/hosp/02shinryo/kakuka/pcc.html#a09）で講義用ppt.をダウンロードし、それを使って（ないしはたたき台にして）講義をしたり、ハンドアウトに利用することもできます。

第２部「特別講義」は、がん医療における心理社会的治療の最近のトピックスを紹介しています。まず、ご本人および家族の抑うつという重大な問題について、外在化という技術による“二次災害”予防を提示しました。ディグニティセラピーは、死を意識した方が大切な人にメッセージを残すのを手伝うプログラムですが、それは将来を見越した遺族ケアでもあり、文書を介した新しい治療文化創造を目論むものです。一方、ナラティヴ・オンコロジーは、燃え尽き症候群が多いとされるがん医療に関わる人々のメンタルヘルスを支持するものですが、ユーザーの側からすれば、看護師などの本音が聞ける場ともなるでしょう。

第３部「補講」には、親ががんになった子どもたちへの心理教育プログラムを舞台とする小説『群像、あるいはティーンエイジャーのためのハレルヤ』をタテ書きで収録しました。両A面本として、後ろから気分も新たにお読みいただけるよう工夫しました。第３部に副題をつけるとしたら、「小説を読んでいる間に勉強できたらいいのに」となるでしょう。まるで睡眠学習のような触れ込みですが、これはビブリオセラピー（読書療法）という治療援助形態に準じたものです。

『ハレルヤ』は、編者がカズイスチカ名で書き上げた物語です。2012年の春にJohn Greenの“The Fault in Our Stars”を読んですぐに訳そうとしたものの、すでに翻訳出版が決まっており、それではと、小児がんの子どもではなく、がんが親になった子ども（中高生）のサポートグループを小説にすることを思いついたのです。その第一章は、本センターで行われている小学生向けの心理教育プログラムでの親のグループワークでも使用してきました。医療者のみならず、好奇心あふれる家族、そして、小説の主人公たちと同じ当事者のティーンエイジャーに読んでほしいものです。医療者である読者は、この本を患者さんの子どもたちに貸してあげてください。日々進歩する医学の教科書の寿命はせいぜい５年でしょう。その間に、より多くの人々に本書が流布することを願ってやみません。

最後に、このような出版による臨床介入とも呼べる果敢な取り組みに多大なる援助をいただいた日本評論社に感謝の気持ちを表します。とくに、学会の書籍売場での立ち話で『ハレルヤ』を気に留めてくださり、それが日の目を見るよう一緒に知恵をしぼってくれた編集部の木谷陽平さん、彼なしには、本書はなかったことをここに記します。

2015.6.14　ナゴヤシチクサクカノコデン1-1ニテ

編者　小森康永

目次

はじめに　i

[第1部　講 義]

第１章　なぜ家族はがんについて勉強するのか？……………小森康永　1

１　がんサバイバー概念の展開　2／２　最初のがんサバイバー、ミュラン医師　3／３　がんサバイバーとは何か？　4／４　がんサバイバーが必ず自問することは？　9／５　家族の気持ちはどう揺れるのか、その人生はどう影響されるのか？　11

第２章　がんとは何か？——症状、治療、経過を中心に…………谷口浩也　15

１　細胞とは何か？　16／２　がん細胞とは何か？　16／３　がんの原因は何か？　17／４　いつがんになったのか？　18／５　がんの症状はどのようなものか？　20／６　手術療法はどんな場合に行われるのか？　21／７　がんはなぜ再発するのか？　22／８　放射線療法はどのような治療法か？　22／９　化学療法はなぜ強い副作用があるのか？　24／10 そのほかによい治療はあるのか？　25

第３章　緩和ケアには何ができるのか？……………下山理史、松崎雅英　27

１　緩和ケアとは何か？　27／２　緩和ケアの実際　29／３　家族も支える緩和ケア　33／４　専門的な緩和ケアとは？　34／５　痛みについて—薬剤師の視点　36／６　緩和ケアの相談がしにくい方へ　40

第４章　がんの人の生活をどう支援し、社会資源をどう利用するか？
…………………………向井未年子、船崎初美　43

１「第二の患者」であり、共同治療者でもある家族—家族が患者を支えるためのポイント　43／２　がんと就労—がんになっても働くためのポイント　47／３　がんと社会保障制度　49／４　残された時間—がんの人が自宅で過ごすための支援　54

第５章　がんを子どもにいかに伝えるか？
………柴田亜弥子、井上さよ子、深谷恭子　59

１　なぜ、がんを子どもに伝えることが大切なのか？　59／２　子どもたちとともにあるために　62／３　子どもの発達段階に応じた伝え方　64／４　CLIMB®プログラムについて　72

第６章　ホスピス・在宅ケアについて何を知っておくべきか？
………………………………………………新田都子　74

１　どう生きたいかによって、選ぶ場所が変わる　75／２　緩和ケア病棟・ホスピスについて知っておくべきこと　77／３　在宅ケアについて知っておくべきこと　80／４　シシリー・ソンダースをご存知ですか？　83

［第２部　特別講義］

第７章　外在化——問題を人や人間関係の外におくこと……………小森康永　86

１　ムッシュ・デプレに訊く　87／２　外在化について　92

第８章　ディグニティセラピー——大切な人にメッセージを残すこと
………………………………………………小森康永　96

１　ディグニティとスピリチュアリティ　96／２　ディグニティセラピーの概略　99／３　ディグニティとは何か？　100／４　ディグニティセラピーの実際　105／５　ディグニティセラピーの方法論を少し　112／６　ディグニティセラピーの発展　114／７　ディグニティセラピーにならないディグニティセラピー　115

第９章　ナラティヴ・オンコロジー——医療者のバーンアウトに抵抗する
……………………………………………小森康永　117

１　ナラティヴ・オンコロジー　117／２　2015年２月５日木曜日　120／３　2015年３月５日木曜日　124

文献・資料（第１部・第２部）　131

［第３部　補 講］

『群像、あるいはティーンエイジャーのためのハレルヤ』
……………………………………… カズイスチカ　(1)

第一章　星たちの失敗　(3)／第二章　驚異　(15)／第三章　ウォーレン・ジヴォン　(25)／第四章　アンジェリーナ・ジョリー　(38)／第五章　スティーブ・ジョブズ　(46)／第六章　オードリー・ヘプバーン　(55)／第七章　アキ・ヒロセ　(65)／第八章　雨と土　(75)／第九章　グミの手紙　(83)／第十章　最後の別れ　(86)

文献・資料（第３部）　(91)

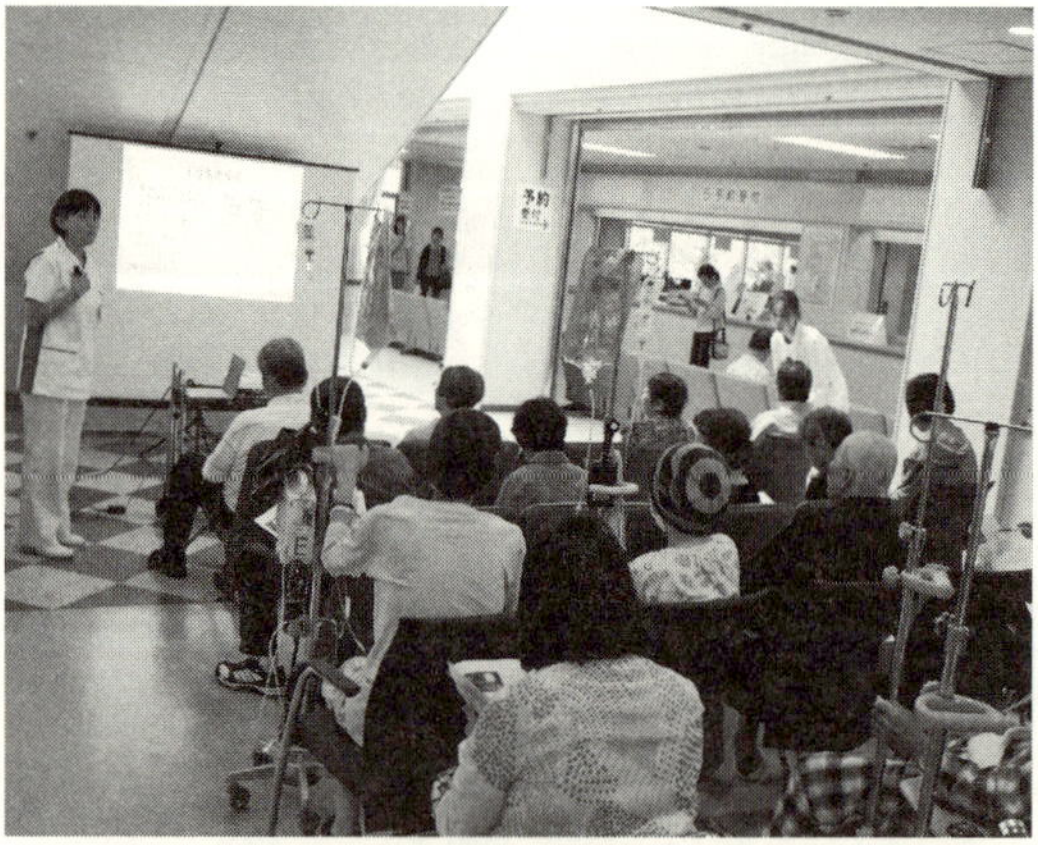

家族教室の風景

第1部　講義

第1章

なぜ家族はがんについて勉強するのか？

「なぜ家族はがんについて勉強するのか？」。章題のこの問いは、実は、なかなかに難しい質問です。そういう場合、質問を少し変えてみると考えやすくなります。たとえば、こうするとどうでしょうか？

「医療者が家族教室を開催しているのはどんな病気か？」

家族教室（家族心理教育）は、まず、精神障碍やエイズなど、受容しにくい問題を抱えた人々の家族のために行われました。いわゆるスティグマ（社会的偏見）の問題です。これらの家族は、患者の病気について語る場がないので、グループワークが重要とされています。また、発達障碍、不登校や引きこもりなどの行動上の問題を抱える人々は、家族の対応の仕方が症状の増減に大きく影響するため、家族教室が必須と考えられています。一方、糖尿病などの慢性身体疾患でも、患者の生活習慣の観点から、内科医が家族教育を重視するようになっています[(1)]。

しかし、がん患者の家族はそれほど注目されてきませんでした。その証拠に、患者向けのがん情報本はあっても、がんの家族教室本は見つかりません。どちらかというと、「家族は第二の患者」というスローガンの下、家族はケアすべき対象として、そのストレス症状を早期発見することが強調されてきたのです。

さて、もうひとつ、別の問い方ができます。「家族が勉強しなくてもよい病気とはどんなものか？」。

すぐに思いつくのは、急性疾患です。少なくとも３か月でケリがつき、その間も、医者と看護師にまかせておけばなんとかなる病気。患者に治す気があろうとなかろうと、結果は同じ。それなら、家族が病気について勉強する必要はありません。

家族が勉強しなくてもよい病気の条件はそれだけでしょうか？　もうひとつあります。再発しないことです。たとえば、虫垂炎。いわゆる盲腸です。一度虫垂炎になり、切除してもらえば、二度と虫垂炎になることはありません。

これが、頸椎症の場合だとどうでしょう。長時間デスクワークをしないとか、冬は首のまわりを温めるなど、それなりの予防的生活を家族で考えていく必要が出てくるでしょう。

がんも、昔はある意味で急性疾患だったと言えるでしょう。発見されてすぐ切ればオーケー、あるいは、発見された時点ではすでに手遅れ、という状態が多かったのですから。しかし、今は違います。がんの治療は長丁場になってきました。当然、いろいろな問題が生じます。ただし、慢性疾患ないし周期性疾患とも違うようです。これが、家族ががんについて勉強しなければならない理由です。

1　がんサバイバー概念の展開

家族が勉強を必要とする慢性化の状況をもっともうまく表現したのが、「がんサバイバー」という言葉でしょう。ただし、「慢性がん患者」とはどこが違うのかを考えないと、この言葉の新しい含み、日本語にならない事情はわからないでしょう。

原典は、1985年にNew England Journal of Medicineという雑誌に掲載された、ミュランの「サバイバルという季節」（Seasons of Survival[6]）という論考です[*]。1975年に32歳で異所性精上皮腫の治療を体験した小児科医ミュランが、みずからの体験を踏まえて書いたものです。彼はこの論考で、「治癒するか否かという医学的二分法では、自分の体験を到底表現することができない」と、がんのサバイバーシップを明らかにしました。これは、言い換えれば、５年生存率という生物学的（身体的）視点だけで患者を片づけてはいけないという宣言です。

1985年のこの論考が契機となり、1986年にはミュランを含むがん患者25名によって、全米がんサバイバーシップ連合 NCCS（ここで「サバイバー」は、診断後死ぬまでの間にいる人と定義されます）が設立され、1996年にはアメリカ国立がん研究所がんサバイバーシップ部ができました。さらには、2006年の ASCO（全米臨床腫瘍学会）年次総会で、「患者とサバイバーのケア」というセクションが立ち上げられます。

一方、日本におけるがんサバイバーの数は、1999年には短期がん生存者（診断後５年未満）が137万人、長期がん生存者（診断後５年以上25年未満）が161万人で、計298万人でしたが、2015年には533万人になると予測されました。

2　最初のがんサバイバー、ミュラン医師

ミュランは、自分の身を切って「がんサバイバー」という臨床概念を提唱したのですから、彼が最初のがんサバイバーだと言えるでしょう。その闘病記が Vital Signs[(5)] として発表されていますので、まずは、その治療経過をざっとたどってみましょう。

＊　なぜ「季節 Seasons」などという文学的表現がされるのかと疑問を抱く方もいるでしょう。それについて明記されたものは未見ですが、ミュランの闘病記 Vital Signs には気になる描写があります。1975年３月、がんについての今後の治療方針を考えるにあたり、彼が妻子と待合室にいた時、ラジオから突然、“Seasons in the Sun” という曲が流れてきたのです。それ以前には何の意味もなさなかったその曲が、実は、死にゆく友達との関係を歌ったものだと判るのです。Gradually, wordlessly, we both began to cry. この時の体験が、彼に Seasons という言葉を選択させたのかもしれませんね。ただし、1974年にテリー・ジャックスによって流行したこの曲は、実はジャック・ブレルのシャンソン Le Moribond（「瀕死の男」の意味）の英訳ソングであり、原曲の原詞はもっとえぐいものです。

がんが発見された時、彼は32歳。ハーバード大学卒業後、シカゴ大学医学部を卒業し、医師になって６年目の小児科医でした。バスケットが好きなスポーツマンで、健康そのものだったようです。公民権運動の闘士でもあり、そのころちょうど、その活動を描いた著作 White Coat, Clenched Fist: The Political Education of an American Physician のゲラ（校正紙）をチェックしていました。彼の人生は順風満帆だったといえるでしょう。サンタフェで、ソーシャルワーカーの妻と３歳の長女と３人で幸せに暮らしていたのです。父親は（グループセラピーを実践し、生命倫理を研究することになる）精神科医で、母親とふたりでワシントン DC におり、ふたりのきょうだいもその近郊で独立。義父母はミネアポリスで健在と、どこにも病いの影は射していません。

1975年３月、ある子どもの肺炎の治療していた際、彼は３か月前からの胸痛が気になり、みずからレントゲンを撮ります。そして偶然、縦隔腫瘍を発見します。診断は異所性精上皮腫。ワシントン DC の病院に転院、最初に実施された生検の際、大量出血し九死に一生を得ています。化学放射線療法を施行。９月には再就職し、次女が誕生します。しかし、胸骨壊死により大規模な形成外科手術と長期入院を要しました。このころ、長男として養子を迎える決断もしています。1977年12月に Washington Star 紙のインタビューを受け、記事が掲載されると、病院で気まずい雰囲気となりますが、一般読者からは激励の手紙をたくさん受け取ります。それに後押しされてか、治療中のメモをまとめ、1982年12月には、闘病記である Vital Signs を出版します。これが、その後の「サバイバルという季節」につながったようです。

3　がんサバイバーとは何か？

「サバイバルという季節」の冒頭は、こう始められています。

がんの診断を受けた時最初に考えたのは、「私は死ぬのか？」ではなく、「どうやったらがんをやっつけられるのか？」だった。そして、すぐに、大事な試験に失敗する若者のように、合格するには何をしたらいいのか心配になった。

表1-1　サバイバルという季節（文献６を改変）

	急性期	延長期	長期安定期
スピリチュアル	死の直面化		
社会的	家族の、および家族へのサポートが必要	家庭、地域、職場における身体的制約への対応／ボディイメージ変化と職業的役割変更（強さ、忍耐、ユーモアが必要）／グループ	雇用と保険の問題／偏見／昇進や転職の困難
心理的	恐怖・不安	再発の恐怖 さまざま（孤立、荒廃、抑うつから不安まで）	
身体的	診断 検査・治療	寛解、治療終結、間欠的治療	治癒／二次性腫瘍／治療による長期的影響／生殖に関する健康

当時、私は32歳。内科医で、夫で、父親で、そして息子でもあった。生まれてからずっと健康で、スポーツマンで、それまで痛みなど感じたこともなかったが、診断と同時に、私は公式に病人となった。私の頭と希望はすぐさま、治癒という目標に集中した。治癒。言葉それ自体が私にとっては不思議な魅力となった。それは、すべてが元通りとなり、わが人生に射した影は消え去り、正常な暮らしが再開される時にほかならなかったからだ。

しかし、「サバイバルという季節」には、治癒への一本道が記されているわけではありません。むしろ、いかにそうではないかが、この論考で明らかにされているのです。

そこでは、がん体験とは、診断後の生を生きるプロセスであり、(1) 急性期、(2) 延長期、(3) 長期的な安定期（治癒とほぼ同義）に大まかに分けられ、それぞれに固有の援助が必要だと主張されました。表1-1にその要旨をまとめてみました*が、それがからだだけの問題ではなく、生物・心理・社会

＊　表1-1については、ミュランより2015年４月17日にメールで以下のお墨つきを頂戴しています。“This is a wonderful slide. You have really captured the concepts and put them in an easy-to-understand framework. Bravo!”

的およびスピリチュアルなもの、つまりからだとこころと人間関係およびスピリチュアリティが複雑に絡み合った状況であることが、明確化されたのです[3]。

急性期から長期安定期へ向かうにつれて、援助の主たる次元は身体的なものから社会的なものに移行します。表でいえば、左下から右上へ、主たるニードが移っていくわけです。このダイナミックな動きや、長期安定期をも問題にすることが、「慢性疾患」という理解とは大きく異なるのです。

(1) 急性期

ミュランの説明はこう始まります。「最初の季節は病いの診断で始まる。それはまさに医学的段階であり、病いの勢いを食い止める診断治療的努力によって支配されている。恐怖と不安はこの時期の重要かつ継続的要素である。なぜなら、ごく幼い者か意志薄弱な者以外のすべての人が、診断というものの重大さ、および人生を根こそぎ変えてしまう力を理解する能力を持っているからである。人々は普遍的にかつ当然のことながら、がんを恐れ、その結果、診断という単なる事実が精神的に病んだ状態を創造し、それは時に病気の生物学的存在よりもはるかに人々を苦しめることになる。痛みもこの段階のよくみられる要素である。なぜなら、病いとその治療の双方がかなりの不快感をもたらすからである[6]」。

次に、死に直面化することが急性期の大きな特徴だと書かれています。化学療法、手術療法、放射線療法が中心にくるので、患者はその効果に一喜一憂することでみずからの適応エネルギーを使い果たします。よって、家族および仲間のサポートが必要なのですが、家族のニードのほうは往々にして見過ごされると警告しています。

入院患者同士の励まし合いやサポートは、医療者が考えるよりも深い絆となるようです。ミュランも、急性期治療において知り合った患者との会話を振り返っています。

65才の元海軍司令官、ツヴィッカー氏とは、放射線療法で一緒になり、毎日車椅子を押してもらったのが縁になったようです。多少やつれてはいたものの、ハンサムで引き締まった体つきの、ペイズリーのバスローブがよく似合う男性でした。かつてはカリブ海を行き来する貿易船商人でもあったとのこと。彼はある日、こう言ったそうです。「死には何度か直面したよ。死が君を探し出すにせよ、しないにせよ、たいてい、君にできることはほとんどない。そうなった時には、できるだけタフで、できるだけ普段通りにするだけだよ」。ふたりの間にはさまざまな違いがあったものの、その関係は、ミュランが彼に「死ぬ用意はできていますか？」と問うまでに深まりました。自称アイスクリーム・ジャンキーは、いつものようにアイスクリームをうまそうに舐めながら、こう答えたそうです。「死ぬ用意ができる奴なんていないと思うよ。くるものを受け入れる準備ができているとは思っても、きたるべきことがらが好ましいわけじゃないさ」(Vital Signs, pp.49-52)。このような気のおけない会話によって、入院中のミュランはずいぶん癒されたようです。

(2) 延長期

同じく「サバイバルという季節」冒頭。「患者が寛解に入るか、標準治療を終結し、定期検診と『地固め』ないし間欠的治療による経過観察期間に入ると、急性期は終わり、延長期の季節が始まる。心理的には、この時期は、再発恐怖によって支配されている。これは、腫瘍が今はなりを潜めているが、そのうち裏切り行為に出るに違いないと、患者を苦しめる心配のことである」。

それで、家庭、地域、および職場における身体的制約への対応が必要だとされます。その内実は、ボディイメージの変化と職場での役割変更に対して、強さ、忍耐、そしてユーモアが求められることです。また、患者自身の経験は実にさまざまであり、孤立、荒廃、抑うつから不安まで幅のあるものとなってくるようです。

この時期は、医療者の関与が少なくなるため、(米国では“I Can Cope Program”のような)サポート事業へのつながりが必要となります。しかし、それは主に「口コミ」によって行われるようです。

たとえば、職場における身体的制約について、ミュランはなんともリアルに語っています。再就職した当初、その時期の体力と気力では半日の勤務しかできず、自宅での午睡が習慣になっていました。それは、みなが思うほどシンプルでも贅沢なことでもなかったようです。「私にとって、午睡は病いの象徴となった。薄暗くした部屋で横になって、路上の楽しげな音を聞いていると、今更ながらに自分が病人であることを思い出すのだった。そして、寝ている間に腫瘍が大きくなっているのではないかと考えた。私の不安は、起きて何かしらやっている時よりも、ベッドに入る時に大きくなった」(Vital Signs, p.102)。

(3) 長期安定期

ミュランは、「『長期安定期』という用語は、文献には認められない。私たちが普通『治癒』と呼ぶ現象とほぼ同じといえよう。しかし、長期安定期は、病気に対する勝利以上にいくつかの次元があり、そこには、これまでの季節と関連があり、具体的にそこからの継続性もある。治癒の瞬間はなく、むしろ延長期から次の季節への進展があるのみである。次の季節とは、病気の活動性ないし再発の可能性が十分に小さくなったためにがんは永遠に治まったのだとようやく考えられるようになる時期のことである[(6)]」と述べ、この時期こそが本来のサバイバーだとしています。社会的には、雇用と保険の問題があります。その際、偏見はつきもので、昇進・転職も困難となりかねません。さらには、生物学的に治癒したとはいえ、今度は、二次性腫瘍のリスクや、放射線治療による長期的影響、さらには若者では生殖に関する心配もあるといいます。

まとめると、３つの季節で問題は大きく異なること、そして主たる問題は身体／医学的レベルから心理・社会的レベルへと移行していくことが重要です。そして、目指されるのが「治癒」ではないということです。これが、「がんサバイバー」という新しい名称が必要な理由ではないでしょうか。

4　がんサバイバーが必ず自問することは？

患者さんをがんサバイバーとして理解したら、次に家族や医療者がすべきことは、サバイバー自身が何を考えているのかを知ることです。治療を組み立てるうえで前提となる本人の考えについて、知る必要があるのです。サバイバーの必ず抱く問いを、その時間的志向性から過去、現在、未来に分けて、考えてみましょう[2]。

まずは、過去にさかのぼって。サバイバーの方々は必ず「なぜ私が今、ここでがんにならなければならないのか？」と自問します。私が過去において何をしたが故に、がんになったのか、というわけです。当然、本人は、その修正を治療に組み込むべきだと考えます。ミュランも闘病記のなかで、自身の発病原因について考えています。突拍子もないこととはいえ、診断の２週間前に届いた不幸の手紙に従わなかったことが思い浮かび、すぐに却下されます。自分が何か悪いことをした報いではないかと考えるものの、心当たりはない。友人たちはストレスだと説明するが、腑に落ちない。唯一、了解できるのは、医学的説明であったといいます。精上皮腫となった細胞は胎生期には肺となる細胞の近くにあって移動していくのですが、その際なんらかの原因で遺残があり、成人後にそれががん化した。それならば、自分の責任でもなく親の責任でもないという説明として了解できるというわけです（Vital Signs, pp.42-45）。

次は、現在において。サバイバーも家族も当然のこととして、「今、何をすべきか？」と自問します。家族は、「やれることはすべてやって、がんを治そう」と勢い込むことも多いようです。しかし、これは、「やれることをやればいい」というものではありません。西洋の笑い話に「真夜中に電灯の下で財布を探す男」というのがあります。通りがかった人が訊ねます、「ここで財布を落としたのですか？」「いいえ、ここが明るいので」。たとえば、サプリメントを吐くほど家族に勧められて途方に暮れる患者さんがいます。家族としては、医療者ではない以上、食べるものに気をつかうことくらいしかできないではないか、という思いでしょう。しかし、何ごともやりすぎはいけません。

治療期間におけるネガティヴな局面において、家族のせっかくの努力が逆効果になることがあります。たとえば、家族は「もっと前向きに治療しないと！」と励ますかもしれません。しかし、ご本人のやる気のなさを、がん治療にはつきもののストレス症状と考えることも大切です。「外在化」と呼ばれる会話では、問題が時には擬人化され、その問題（人物）との距離を自分たちが調整するのだとイメージすることで、家族の士気が上がります（第9章参照)。

最後に、未来に向けて。これは、「私は死ぬのか？」あるいは「私は再発するのか？」という心配、強迫的な疑問となります。心配は時に恐怖となり、極端な場合は、治療など無意味だと結論され、治療中止にも至ります。再発恐怖について、ミュランは、退院後1年間毎月、フォローアップで胸部レントゲンを撮りに行った時のことを回想しています。何度行っても恐怖が軽くなることはなかった、と。彼は、病院で撮った写真を腫瘍内科医のクリニックまで持っていく間に自分で先にそれをいくらでも見ることができるわけですが、決して見なかったというのです。小児の肺炎の診療中に、3か月ほど続いていた胸の痛みで念のためにと撮った胸部レントゲンでみずからの腫瘍が見つかったという事実が、彼の脳裏を離れなかったからだといいます[5]。

現代は、ミュランが闘病した40年前とは違い、インターネットの時代です。たいていの情報はクリックひとつですぐに手にすることができます。医学情報も例外ではありません。その詳細さ、多さ、広さは、専門家でさえ驚くほどです。場合によっては、専門家も知らない情報を患者さんが持っていることさえ珍しくありません。

しかし、情報というものは多ければよいというものでもありません。よく話題になるのが、がんのステージ分類です。とくにステージⅣの方々の多くは、「知らない間に、こんなに進んでしまっていたのですね。もう私は終わりですね」とおっしゃいます。この発言のどこが間違いでしょうか？　それは、ステージ分類を「時間分類」と誤解している点です。ここで「時間分類」と聞いてピンときた方は、すでにこのポイントを理解された方です。これについては、「ステージいくつまで進んでいます」という言い方をする医者もいけないのです。これではまるで、からだのどこかにがん細胞がひとつできた時点から患者さんが亡くなるまでの時間を４つに分割したものがステージ分類だと言っているようではありませんか。ステージ分類は、あくまでも診断時のがんの空間的広がりを示しているに過ぎません。ですから、ステージⅣでも、化学療法が奏功しさえすれば完治ということがあるわけです。言い換えると、「木を見て、森を見ず」になっていないかが重要なのです。

5　家族の気持ちはどう揺れるのか、その人生はどう影響されるのか？

次に、家族の気持ちというものについてひとつだけ大切なことをお伝えしましょう。

表1-2には、10の情緒的主題が示してあります。患者家族が両極端に揺れ動く可能性のある主題が並べてありますが、すべての主題に苦しむわけではありません。家族によっては、いくつかの主題はまったく気にならないでしょう。しかし、もしも家族がどれかの主題に翻弄されるとしたら、それは、やはり何らかの形でケアされる必要があるのです[(4)]。

では、このような苦境に立たされた患者家族はどうなるのか？　なんとかもちこたえることができるのでしょうか？　あるいは、さらなる困難に苦しまねばならないのでしょうか？

最近ようやく、日本でもリジリアンス resilience という臨床概念が注目を浴びるようになりました。日本では「雨降って、地固まる」といったほうが通り

表1-2　病いの情緒的主題（文献４を改変）

否認	受容
絶望	希望
秘密	共有
罪悪感	寛容
重荷	安心
孤立	結びつき
受け身	責任を果たすこと
恐怖	勇気
喪失	再生
無意味	意味付け

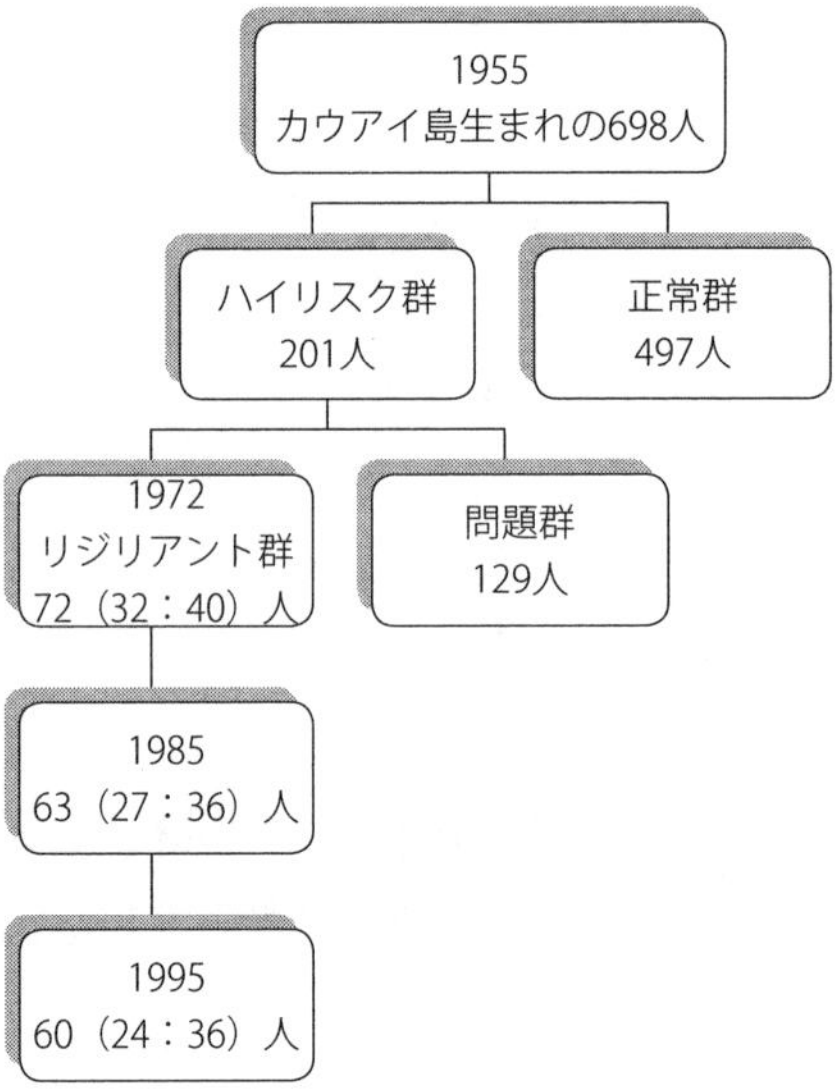

図1-1　カウアイ島の縦断研究（文献８を改変）

がよいかもしれません。苦境から脱することで、より健康になる人々がいることがわかってきたのです。

私たちは、身体的な問題であれ精神的な問題であれ、機能障害的家族によって子どもが病いを抱えるという物語に慣れすぎていますが、客観的にどのくらいの人々がいわゆる機能障害的家族に生まれ、その結果として問題群となるのかが追跡調査されました。1955年のハワイでのことです。それが、図1-1に示された結果です。1955年にカウアイ島に生まれた子ども698人のうち201人がハイリスク群とされ、そのうち72人は予測される以上に健康に人生を乗り切ったというのです。ほぼ３分の１に相当します。

こんなにも多くの子どもが、悲惨な家庭状況のなかから立派に育つのか、と思われたのではないでしょうか。なかには、その悲惨さがあったが故に、ここまで成熟したのだと考えざるを得ない人々もいたということです[9]。ハイリスク群のうち３分の１が健常に成人するというのは、みなさんの予測よりはるかに大きいのではないかと思います。少なくとも、臨床心理士にとっては驚愕のデータであったはずです。

ある書物には、以下のような寓話で表現されています。

ある王様がかつて、大きくてきれいで、純粋なダイヤモンドを持っていました。どこにも同じものはなかったので、王様はとてもご満悦でした。ところが、ある日、ふとしたはずみで、深い傷がついてしまいました。王様は、その国でもっとも腕のいい宝石職人たちを呼び集めて、宝石をもう１度傷のない完璧なものにした者には、多大なる褒美をとらせようと話しました。しかし、誰にもそれはできませんでした。王様がたいそうがっかりしたことはいうまでもありません。ところが、しばらくたって、ひとりの天才的な職人が王様の前に現れ、傷がつく前よりももっと美しい宝石に変えてさしあげましょうと言いました。王様は、その男の自信に満ちた言葉にこころを打たれ、高価な宝石のケアをまかせました。その男は、約束を見事に果たしました。その巧みの技で、男は、傷のまわりに愛らしいバラのつぼみを彫り上げたのです。[(9)]

また、最近では、リジリアンスは以下のように定義されています。

リジリアンスとは、重大な逆境の下、みずからの幸福を維持するための心理的、社会的、文化的、および身体的資源にみずからを導く個人的能力、およびそれらの資源が文化的に意味のある仕方で提供されるよう個人的におよび集団的に協議を実現する能力のことである。[(7)]

機能障害的家族の子どもたちの予後という観点から始まった、このリジリアンス研究は、今ではさまざまな領域で展開され、がん領域は、貧困、災害、児童虐待に続いて、４番目に研究がさかんな領域になっているそうです。ちなみに、ミュランの闘病記 Vital Signs には resilience という言葉は２回しか出てきませんが、まさに彼のリジリアンスを描いたものといえるでしょう。

おわりに

最後に、がんについて語ることはやはり大切なのだと思わせてくれた患者さんのエピソードを紹介しましょう。

彼女は乳がんの標準治療を終え５年が過ぎ、本来、長期安定期に入っているべき人ですが、術部の痛みが残り、外来通院を続けています。職場復帰は果たしたものの、日々とてもつらい思いをしています。みずからを「欠陥品」と言い、もう元には戻れないのだと嘆いていました。自分が欠陥品だというストーリーは、日常生活のマイナスをすべて説明し尽くすことでしょう。違う名前をつけてみたらどうかともちかけると、次の機会に、「別物」という答えが返ってきました。もしも彼女が「欠陥品」から「別物」に乗り換えることができるなら、新たな展開が望めるように思います。　（小森康永）

Box. 1

1．家族ががんについて勉強すべきなのは、患者さんが、がんサバイバーだからです。

2．がんのサバイバルは３つの季節に分かれ、それぞれにおいて主たる問題の次元は揺れ動き、そのニーズも移行していきます。

3．がんサバイバーに特有の問いについて家族が知り、それに基づいて治療を組み立てることが大切です。①「なぜ私が？」②「今すべきことは何か？」③「私はどうなるのか？」

4．家族の気持ちの揺れは繰り返されるもののようです。

5．リジリアンスを念頭にがんを生きることは、よいアイデアだと思います。

6．がんについて語り合うことが基本的に大切なのは、それを通してしか、（家族も含め）サバイバーのネガティヴなストーリーは変更されないからです。

第2章

がんとは何か？

症状、治療、経過を中心に

あなた、もしくはあなたの身近な人が、ひとたび「がん」という病気になると、いろいろな「思い」が頭のなかを駆けめぐります。どうしてがんになったのか？　なぜこんなに進行するまでがんに気づかなかったのか？　がんは遺伝するものなのか、他人から伝染したものなのか？　なぜがんは治らないのか？　食事や日常生活で何に気をつけたらいいのか？

医師は、がんを含む病気の成り立ちや診断、治療、予防について学び、患者さんのために日々の診療に取り組んでいます。大きく医療が進歩した現代においても、がんについて完全に明らかになったわけではありません。100％治る病気ではありません。

しかし、私たち医療者ががんについて「医学」として学んだ知識と日々の診療経験を、患者さんや家族と共有することは、一緒にがんに立ち向かっていくうえで重要と考えています。本章では「がんとは何か」について、症状、治療、経過を中心にまとめたいと思います。

1　細胞とは何か？

生物学において、ヒトを構成する最小の単位は細胞です。ヒトは、約37兆個（60兆個という説もあります）の細胞から成ると考えられています。

約260種類の細胞がそれぞれの機能を持った組織・臓器となり、それらが集まってヒトというひとつの個体として存在しています。細胞の大きさは、種類によって多少の違いはありますが、約10μm（マイクロメートル）です。スギ花粉の大きさが約20μm、携帯電話の液晶画面に貼る透過性の粘着フィルムの厚さが約10μmですから、細胞１個を肉眼で確認するのはなかなか難しいことです。

ヒトの細胞は、それぞれ働きや寿命があらかじめ決定されています。細胞は、幹細胞と呼ばれる細胞から分裂して生まれ、働きを終えた細胞は消滅します。皮膚細胞の寿命は約１日、赤血球は約３日、骨細胞は約15年といわれており、細胞の寿命も種類によってさまざまです。

ヒトのからだでは、１日に約3000億個の細胞が生まれ、同じく3000億個の細胞が消滅しています。この状態が一定に保たれているからこそ、ヒトは毎日、あたかも同じからだの状態で生活することができています。

2　がん細胞とは何か？

がん細胞の最大の特徴は、増殖し続けることができることです。正常細胞は一定の数が生まれて消滅しますが、がん細胞の集団は消滅する以上に増えることができます。

からだのある部分に発生したがん細胞は、周辺の正常組織を押しのけて増え続けます。これを浸潤《しんじゅん》といいます。また、その場に留まって増え続けるだけでなく、血液やリンパの流れに乗って全身に移動し、新たな場所でまた増え続けることができます。これを転移《てんい》といいます。

正常の細胞では、浸潤や転移を起こすことはありません。このように、もともとのルールを無視して増え続け、浸潤や転移を起こすことがあるのが、がん細胞の特徴です。

では、どうしてがん細胞は増え続けることができるのでしょうか？

正常の細胞では、「増えろ」という命令（アクセル）と、「増えるな」という命令（ブレーキ）のバランスがとれています。こういう命令は、細胞のなかの核という中心部分にある、遺伝子と呼ばれる設計図に記載されています。しかし、がん細胞では、さまざまな理由により、遺伝子にトラブル（異常）が発生し、結果として、アクセルが踏みっぱなしになったり、ブレーキが故障したりして、細胞が増え続けることになるのです。

3　がんの原因は何か？

がんになった時、どうして自分はがんになったのかについて思い悩む患者さんは多いと思います。しかし、それぞれの患者さんがなぜがんになったのかを説明することは、きわめて困難です。多くの場合、がんの原因はひとつではないといわれています。

「危険因子」という考え方があります。がんになった人とならなかった人とで、どういう違いがあるか、データに基づいて比較したものです。

がんの危険因子として、まず家族歴・遺伝要因があります。ある家系では、特定のがんになるリスクが高いことが知られています。米国の女優、アンジェリーナ・ジョリーさんの例が有名です。彼女は生まれつき、がんのブレーキの役割をする特定の遺伝子に異常があるため、生涯において高確率で乳がんや卵巣がんになる可能性がありました。そのために、がんの予防として卵巣や乳房を切除しました。このように、生まれつき特定のがんになりやすい人はいます。しかし、これほどはっきりと遺伝によるものと断定できるがんは、がん患者さん全体の５％未満です。

がんの危険因子のふたつ目に、加齢があります。一部の小児がんを除き、ほとんどのがんは高齢者に多く発生します。米国では、がんの60％以上が65歳以上の人に発生しています。年齢にともないがんになるリスクが高まるのは、より多くの発がん物質に長期間さらされることや、からだに備わっているがんを排除するシステムが弱まってくることが理由だと考えられています。

それ以外のがんの危険因子の多くは、環境要因です。避けることのできる最大のがんの危険因子は喫煙です。日本の研究では、がん死亡のうち男性で約40%、女性で５%は喫煙が原因と考えられています。たばこの煙のなかには発がん物質が数十種類含まれており、遺伝子にキズをつけてがんになるリスクを高めます。肺がん、頭頸部がん、胃がんなどが喫煙と因果関係があるとされています。

それ以外にも、過度の飲酒は食道がん、肝臓がん、大腸がん、肥満は乳がん、大腸がんのリスクを高めることが知られています。ほかにも、紫外線は皮膚がん、ヘリコバクター・ピロリ菌は胃がん、肝炎ウイルスは肝臓がんのリスクを高めます。このように、がんの原因のなかには生活習慣や食事の改善で予防可能なものがあるのも事実です。

一方で、ひとたび発がんしてしまうと、いくらこれらの因子を除去してもがんが治るわけではありません。たとえば、肺がんになった後に禁煙しても、肺がんが治ることはないでしょう。がんを引き起こす危険因子と、がんの進行を早める要因とは、必ずしも一致するものではありません。

4　いつがんになったのか？

がんになった時、「なぜもっと早くにがんに気づかなかったのか」という疑問が生じます。

がんの発見契機として多いのは検診です。しかし、いわゆる会社の健康診断で行われる血液検査で発見される例は多くはありません。

がんの早期発見を目的とした検診に、がん検診や人間ドックがあります。肺がんは胸部レントゲン検査と喀痰検査、胃がんはバリウム検査、大腸がんは便潜血検査が、がんの早期発見に有効とされています。そのほか、がんの内視鏡検査、ＣＴ検査、ＰＥＴ検査などが、がんの発見契機になることもあります。

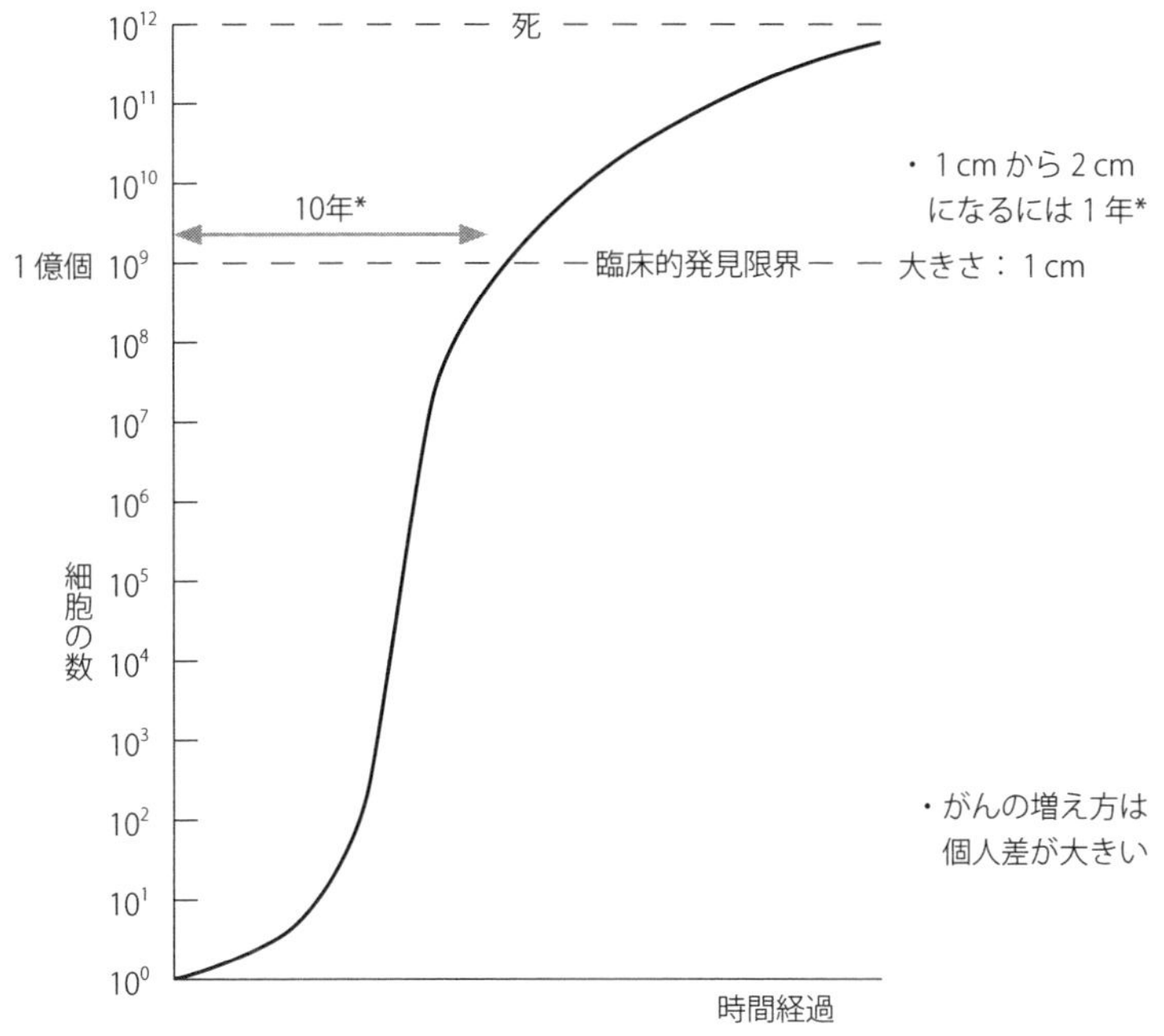

図2-1　がんの増え方

しかしながら、実際、このような検診を契機として発見に至ったがん患者さんは、全体の30%程度とされています。**画像検査で発見可能な最小のがんは約 1 cm と考えられますが、がんは 1 cm の大きさになるまでに約10年の時間を費やす**といわれています。つまり、発見される10年前からすでにがんは存在したということです。

一方、がんの増え方の特徴として、細胞分裂により指数関数的に増加しますので、1 cm の大きさになるまで10年かかったがんも、次の 1 年程度で倍の 2 cm の大きさになるといわれています。ある時点から急にがんの大きくなるスピードが速くなると感じるのはこのためです（図2-1）。

5　がんの症状はどのようなものか？

本来、「病《やまい》」という言葉は、人のこころやからだに不調または何らかの不都合が生じた状態を意味します。病気にかかることは「罹患《りかん》」、症状が現れることを「発症《はっしょう》」といいます。

たとえば風邪をひいた場合、すぐに鼻水や咳などの症状が生じれば、薬を飲むなどして治療します。風邪は原因となるウイルスの感染により起こりますが、症状が出ないものも多く、自分でも気づかないうちに治癒することもあります。

がんの場合、症状にはどのようなものがあるのでしょうか？

「癌《がん》」という漢字の「嵒」の部分は、硬い塊が連なっていることを表します。つまり塊、腫瘤《しゅりゅう》を触れるというのが、がんの症状のひとつです。乳がんでは、自分で乳房にしこりを触れることで発見に至る例も少なくありません。

一方、多くのがんはからだの表面ではなく内部で発生しますので、実際にしこりを触知することは困難です。そのため、がんが塊をつくることで生じるからだの不都合が、がんによる症状として現れます。たとえば、胃がんでは胃もたれ、食欲不振、下血など、大腸がんでは血便や腹痛などが、肺がんでは咳や血痰などが、発見の契機となることがあります。また、肝臓にがんが転移した場合、黄疸やからだのだるさ等が生じて発見されることもあります。

ただ、これらの症状は、がん以外の原因でも頻繁に起こりえますので、これらの症状があったからといって、がんと診断されるわけではありません。しかしながら、症状が出てから発見されるがんは、進行がんであることも多いのです。さらに、症状が出てからも治療せずに様子をみる場合、あるいは治療の効果が乏しい場合、がんは進行します。

転移をきたしたがんは、転移した先で大きくなり、さらに症状が進行します。骨に転移すれば、痛みやしびれ、手足の麻痺などが起こりえます。脳に転移すれば、頭痛や吐き気、ふらつき、手足の運動障害などが生じます。

からだのなかのがんの量が増えると、いわゆる「悪液質《あくえきしつ》」といわれる状態になります。がんに栄養をとられ、からだのなかでうまく栄養や水分の調整ができなくなります。急激に体重が減ってやせたり、逆に手足の浮腫《むく》み、お腹の浮腫み（腹水）などが生じて体重が増えたりします。筋肉の量が減少するので、だるさや動いた時のからだの疲れ、息切れなどが症状として現れます。さらに進行すると、食べること、トイレに行くことなど、生活の基本が維持できなくなり、場合によってはせん妄が現れます。

6　手術療法はどんな場合に行われるのか？

がんの治療法として、現在、三大治療と呼ばれるものがあります。手術療法、放射線療法、そして化学療法（薬物療法）です。

がんの治療法を選択するうえで最も大事な点は、治療の目的を明確にすることです。がんを治すこと（根治）が究極の目的なのは間違いありません。しかしながら、がんの状況によっては根治を目指すのが難しい場合があります。その場合、根治を目指すのは少し目標が高すぎるので、今あるがんによる痛みなどの症状を抑えること（症状緩和）が治療の目的となります。あるいは、がんを放置しておくとがんが悪化するので、がんを小さい状態に保ち、今まで通りの生活を長く続けることを目標にすることもあります。

手術療法は、病巣を取り除くことであり、通常、根治を目的に行われます。例外として、がんを完全に取り除くのではなく、食べる道筋をつくるための消化管バイパス術のような手術もあります。がんの根治を目指した手術の場合、目に見えるがんをすべて取り除くことはもちろんですが、がんが転移しているかもしれない周辺リンパ節を一緒に切除（リンパ節郭清といいます）して、再発を予防することも行われます。胃がんや膵臓がんなどで肝臓に転移がある場合、胃や膵臓のがんを切除したとしても、肝臓の転移が切除できなければ、一般的には原発巣の切除を行ってもメリットはないと考えられています。このように、治る見込みのない転移がある場合には、手術療法の適応とならないことも多いのです。

7　がんはなぜ再発するのか？

手術によって完全にがんを取り除いた場合でも、がんは再発することがあります。がんの再発は、手術した時には目に見えないくらい小さながんがからだのなかに残っていて、手術後に時間が経って大きくなることで起こります。がんは５年以内に再発するものが多いため、手術の後５年間は定期的に画像検査や血液検査を行い、再発の有無を調べます。

がんの再発は、予防することができるのでしょうか？　喫煙や飲酒が、がんの原因となりえると先に述べました。しかし、禁煙や過度の飲酒を控えることでがんの再発を減らせることは、証明されていません。もちろん、がんで手術を経験した後、生活習慣をあらためて禁煙することは、二次的ながん、そのほかの生活習慣病のリスクを低下させるので、からだによいことは間違いないのですが。また、免疫力を高めることや食事療法によって再発が予防できることも、示されてはいません。

もし大きさ１mm のがんが手術した時点で残っていたと仮定すると、100万個ものがん細胞がからだのなかに残っていることになります。残念ながら、再発するかしないかについては、手術した時点で運命として決まっているのかもしれません。

8　放射線療法はどのような治療法か？

放射線とは、空間や物質中を、波や粒子の形で、エネルギーを伝えるものの総称です。放射線のなかには、短い波長電磁波や粒子線が含まれます。放射線には、がん細胞の分裂を抑えたり細胞死を誘導したりする作用があり、結果として、がんが縮小・消滅します。

放射線療法には、からだの外から放射線を照射する外照射と、放射線を出す小さな線源を病巣付近に入れてからだのなかから照射する内部照射があります。ちなみに、高エネルギーＸ線や電子線の外照射を受けることにより、患者さん自身が放射能を持ち、たとえば家族に影響が及ぶといったことはありません。

また、使用目的によって、根治治療と緩和治療に分かれます。頭頚部がん、肺がん、食道がんなどで局所にがんが留まる場合には、手術の代わりに根治目的で放射線療法が行われます。

手術をすれば傷跡が残り、身体の形や機能が損なわれるような場合でも、放射線療法では切らずにがんを治療することが可能です。また、手術と比較するとからだへの負担が少ないので、高齢の方、合併症があって手術が受けられない方でも治療できる可能性があります。ただし、放射線は全身に照射することはできません。あくまで、手術と同じくからだの一部分にがんが留まっている場合の局所療法です。また、種類によって、放射線療法が効きやすいがんと、効きにくいがんがあります。

放射線療法のうち一番多く行われる外照射は、通常４～７週間程度、土日、祝日を除いて毎日行います。毎日同じ場所に精密に照射するために特別なマスクや装具を使うこともありますが、痛くはありません。実際の１回の照射時間は１～２分間です。放射線が当たっても痛くも熱くもありませんが、その日のうちに車酔いのようなだるさや軽い吐き気が出ることがあります。

最近、「陽子線治療」や「重粒子線治療」という言葉を耳にされるかもしれません。これらは、陽子や重粒子という特別なビーム（粒子）を病巣に照射する放射線療法のひとつです。従来の放射線療法と比較すると、がんに効果を集中させることが容易となり、がん病巣周囲の正常組織に強い副作用を引き起こすことなく十分な線量を照射することができます。これまでの報告から、眼球内悪性黒色腫やⅠ期非小細胞肺がん、肝細胞がん、前立腺がんなどで、従来の放射線療法よりも有効ではないかと期待されています。

一方、そのほかの多くのがんでは、まだこれら新しい方法のメリットはわかっていません。また、通常の放射線療法同様に遠隔転移のある患者さんでは、陽子線や重粒子線を用いて治療するメリットは乏しいと考えられます。現在、粒子線稼動施設は全国約15か所で、高度先進医療として実施されており、費用は自己負担（約300万円）です。

9　化学療法はなぜ強い副作用があるのか？

化学療法は抗がん剤を用いた治療であり、がん薬物療法とも呼ばれます。手術療法や放射線療法が、がんに対して局所的な治療であるのに対し、抗がん剤はより広範にからだ全体への治療効果が期待できます。このため、がんの転移がある場合、転移の可能性がある場合、転移を予防する場合などにこの治療が行われます。抗がん剤単独で治療を行うこともあれば、手術療法や放射線療法などほかの治療と組み合わせて抗がん剤治療を行うこともあります。

抗がん剤はどうして副作用が強いのでしょうか？　古典的な抗がん剤は、がんが正常の細胞よりも増えるスピードが速いことを利用して、がんをやっつけます。つまり、増えるスピードの速いがん細胞が抗がん剤にやられるのです。逆にいえば、正常細胞のなかでも増えるスピードが速いとされる粘膜の細胞や血液の細胞も傷害を受けることとなり、口内炎や下痢、白血球減少による免疫能の低下などの副作用が生じます。がん細胞と正常細胞の違いは増えるスピードくらいで、そのほかの性質はきわめて似ています。ですから、抗がん剤治療を行えば、正常細胞も多かれ少なかれダメージを受けてしまい、副作用が現れるのです。

また、抗がん剤以外の一般的な薬は、効果が出る投与量と副作用が出る投与量とに差があります。しかし抗がん剤はその両者が近いため、非常に安全域の狭い薬であるといえます。最近の分子標的治療薬と呼ばれる薬剤は、従来の抗がん剤と比較すると、効果と副作用のバランスが改善されています。しかし、それでも副作用をまったくゼロにすることはできません。副作用への対策を考えて治療しながら、長く病気と付き合っていくのが、抗がん剤治療を受けるうえでのポイントです。

抗がん剤の効果は投与量だけでなく、がん細胞の種類や性質によって決定されます。一方で、副作用は抗がん剤の投与量と生まれ持った体質や体調によって決定されます。ですから、強い副作用が出ればよく効くというわけではありません。２、３回の投与後、患者さんに合った投与量・投与方法で治療が継続されます。

10　そのほかによい治療はあるのか？

がんの治療には、三大療法のほかに免疫療法や漢方薬、サプリメントなどの代替療法と呼ばれる方法があります。

免疫療法は、がん治療の４番目の柱になることが期待されています。しかしながら注意していただきたいのは、免疫療法はまだ開発段階であり、その効果が証明されているわけではないということです。

免疫療法のなかで、ＮＫＴ細胞療法、リンパ球移入療法などの免疫細胞療法は、自己血から白血球を取り出して処理を加えた後に体内に戻す方法です。また、がんワクチン療法は、がんに対する抗原を皮下注射して自己免疫力の活動を高め、がんをやっつける方法です。現場に残されているにおいから犯人を捜し出す警察犬のようなイメージでしょうか。

これらの免疫療法はいずれもまだまだ実験段階であり、有効性が確立されていないことから、保険診療として認められていません。一部は製薬企業が治験として、また各病院などで先進医療として自費診療の形で実施しています。

同様に、漢方薬やサプリメントなどの代替療法も、がんに対する効果が実証されているわけではありません。とくに、インターネット上で広告されているものには、いわゆる誇大広告や、真実ではない情報が含まれています。

大量の情報のなかから必要なものを探し出し、意思決定する能力を情報リテラシーといいます。がんという命に関わる病気に立ち向かうためには、正しい情報を得て対処する必要があります。担当の先生を信頼し、うまく利用して、がんに立ち向かってください。

おわりに

①ご自身のがんについて、正しい病状と、何を目標に治療を行っているのかを常に理解するように努めてください。②情報収集は大事ですが、玉石混交の情報が氾濫しています。情報の海に溺れないよう、振り回されないようにしてください。③がんとは自分の分身です。排除するのではなく、上手に付き合っていくことも必要かもしれません。 (谷口浩也)

Box. 2

1．がんは遺伝子のキズが原因で起こり、無秩序に増殖していく特徴があります。がんは自分の正常細胞から発生しますので、他人に感染することはありません。

2．がんの原因はひとつではなく、個人個人によって異なりますが、避けられないものと予防できるものとがあります。

3．がんによる症状は、初期から中期は無症状ですが、進行期に現れ、それはどこにがんがあるかによって異なります。

4．検診で発見されるがんは全体の約30%に過ぎません。

5．がん治療の目的は、①完全に治すことを目指す、②治すことは困難なのでうまく付き合うことを目指す、というふたつの場合があります。

6．がんの三大治療法は、手術療法、放射線療法、化学療法（薬物療法）です。

7．抗がん剤による副作用は、①自覚症状（だるさ、吐き気、食欲低下、便秘、脱毛など）、②自覚しない副作用（白血球減少、血小板減少など）、③重篤な副作用（薬剤性肺炎など）に分かれます。

第3章 緩和ケアには何ができるのか？

第２章で、「がんとは何か？」という話を読んでいただきました。続いて緩和ケアの話となると、少し抵抗があるかもしれません。緩和ケアというと、「私には関係ない」「まだ早い」「お世話になりたくない」などと思われる方もまだ多いからです。

そういった方々は、緩和ケア＝がんの終末期の医療、ホスピスの医療だと誤解しておられるのかもしれません。たしかに、昔はそうでした。しかし、現在では、もちろんそのような状況も含まれますが、緩和ケアは医療・介護のどのような場面でも必要なものといわれるようになっています。

1　緩和ケアとは何か？

はじめに、世界保健機関（World Health Organization：WHO）が2002年に発表した緩和ケアの定義に目を通してみましょう。

「緩和ケアとは、生命を脅かす疾患による問題に直面している患者とその家族に対して、痛みやその他の身体的問題、心理社会的問題、スピリチュアルな問題を早期に発見し、的確なアセスメントと対処（治療・処置）を行うことによって、苦しみを予防し、和らげることで、クオリティ・オブ・ライフを改善するアプローチである[5]」

長い一文で、少々難しいですね。しかし、もう一度よく文面を眺めてみてください。

読み始めるとすぐに、**がんだけを対象にしているものではない**ことにお気づきになるはずです。そうです。緩和ケアは、がんだけではなく、つらい病気に直面している方々に対して行うアプローチなのです。つらい病気に直面している患者さんや家族のみなさんが、**時期を問わず、いつでも、どこでも受けることができる**ものなのです。

痛みをはじめとする息苦しさ、気持ち悪さ、だるさ、気持ちのつらさなど、からだや気持ちのさまざまな症状だけではありません。生活上の諸問題や仕事の問題、家族の問題、また、生きるとは何か、死ぬとは何か、なぜ自分だけがこのような目にあわないといけないのだろうかなどといった、自分の存在と意味を問うようなさまざまな苦痛が、できる限り生じないようにする、もし生じたならば一緒に考えて少しでも和らげていく過程そのものが、緩和ケアであるといえます。

平成18（2006）年６月20日にがん対策基本法が制定され、がん対策は飛躍的に進んできました。その第３章第２節第16条は、「がん患者の療養生活の質の維持向上」という項目で、ここがいわゆる「診断時からの緩和ケア」という言葉の始まりとなっています。

平成27（2015）年１月、「がん対策に関する世論調査」の結果が内閣府より発表されました。この調査は、全国20歳以上の日本国籍を有する3000人の方々を対象としたものです。そのなかで、「緩和ケアを知っている」と答えた方は67.4％でした。緩和ケアを開始すべき時期については、「がんと診断されたときから」と答えた方が57.9％であった一方、「がんが治る見込みがなくなったときから」と答えた方が13.9％でした。医療用麻薬に対する意識は、「最後の手段だと思う」と答えた方が32.6％でした。また、その使用に対する意識として、がんのために痛みが生じ、医師から医療用麻薬の使用を提案された場合、「使いたくない」と答えた方が24.6％にのぼりました。

この数字をどうとらえるかはさまざまだと思いますが、少なくとも、緩和ケアに関してはまだまだ多くの方々が、できるだけ世話になりたくないもの、終末期になって初めて関わってもらうものだと思っていることがわかります。本当は、**病院やクリニックにみなさんがいらっしゃった時から随時緩和ケアを受けていただけます**し、むしろ受けたいとおっしゃっていただいてよいのです。

2　緩和ケアの実際

では、具体的に、緩和ケアには何ができるのか、治療の流れに沿って、例をみてみましょう。

(1) 診断前

Ａさんは、日頃から仕事も家事も忙しい46歳の女性です。結婚して17年、14歳と11歳の男の子がいて、50歳の夫と４人暮らしです。彼女は商社の事務員ですが、荷物の運搬なども社員総出でしなければならないような小さな商社です。父親は12年前に大腸がんで亡くなっており、母親は少し離れた他県にひとりで暮らしています。夫の両親は隣の市に住んでいますが、義父が脳卒中の後遺症で施設に入っており、義母はその介護で忙しい毎日です。

以前よりストレスで胃が痛み、胃薬を常に飲んでいました。検診は受けていたのですが、軽い胃炎がある程度と言われてきたそうです。ある年の検診で、また胃の再検査を促されました。どうせいつもの、と思いながら、Ｂ病院に行きました。「今回は胃カメラにしておく？　最近は胃カメラも楽になってきたから」と言われ、しぶしぶ胃カメラを受けました。検査の際、「少し気になるところがあったから、細胞をとって顕微鏡で見る検査に出しておきますね。結果は２週間後の外来で。もしよかったら、ご主人かどなたかおうちの方と一緒においでくださいね」と言われました。

さて、こんな時、みなさんがこの患者さんだったとしたら、どのような思いを抱かれますか？　「えっ、いつもと何にも変わらないと思っていたのに、今回は何かあるのかな？」「主人か誰かと一緒にこいということは、何か悪いものなのかな？」「もしかして、がん？」「がんだったらどうしよう」など、さまざまな思いが頭をよぎるかもしれません。

(2) 診断時

２週間が経ちました。夫はどうしても仕事を休めず、結局、Ａさんはひとりで病院を受診しました。

検査をしてくれた先生が外来で待っていました。この２週間の暮らしについて質問され、これまで症状がなかったか、事細かに質問されました。いよいよ「これはやはりがんなのかもしれない」「これまで働きすぎてきたからだろうか？」「何も悪いことしていないのに」などと思い始めたら、胸の鼓動はドンドン早くなってきました。「実は、大変申し上げにくいことなのですが……先日調べた細胞から、たちの悪い細胞、つまり、がん細胞が見つかりました」。頭のなかは真っ白になり、そこから一気に先生の声、目の前の映像、横に座っていた看護師、すべてが遠のいていきました。気づいたら、家の玄関の前でした。

悪い知らせを伝えられた時のことを後日訊ねると、患者さんたちはよく、「頭が真っ白になった」「声が遠のいた」「がんと言われていたことは覚えています。その後、治療のことを一生懸命話してくださっていたんだと思いますが、何も覚えていません」「どうやって家に帰ったのか覚えていません」などとおっしゃいます。それほど劇的な、こころの痛みをともなう知らせなのでしょう。もちろん、多くの患者さんはそこから自分の足で再び立ち上がって治療に向かうわけですが、なかには、そのまま治療を受ける元気もなくなってしまったり、「これは絶対に何かの間違いだ」と考える方々もいます。

こういった時に、みなさんならどのように感じますか？　ひとりにしておいてほしいという人もいれば、誰かに相談に乗ってほしい、助けてほしい、と思う方もいるかもしれません。その一番の相手は家族であったり、近くにいてくれる看護師であったりします。こういった危機的状況に陥った時こそ、人は「誰か」「何か」を求めるものなのかもしれません。

その時に役立つのが、緩和ケアです。もし緩和ケアの専門職が近くにいれば、あるいはとくに専門としていなくても緩和ケアの知識を持っている人がいれば、「これからどうしたらいいのだろうか？」「今まで何にも悪いことをしていないのに、なぜ私だけががんにならなくてはいけないのか？」「これまでさんざんなことをしてきたから、罰が当たったに違いない」「親もそうだったから、自分にも遺伝しているに違いない」「ずっと痛かったのは、このせいだったのか」という思いを話すことができます。

緩和ケアでは、まず患者さんや家族に寄り添い、その語りをお聴きします。そして、つらい症状やつらい気持ち、悩ましく苦しい状況が少しでも軽くなるよう、みなさんと一緒に考えます。これが、緩和ケアの入り口です。

(3) 治療中

Ａさんは、これまで仕事と家庭を両立してきました。手術で入院する間は、幸い療養休暇をとることができました。子どもたちも、男の子だけで少し不安でしたが、朝食や夕食を手伝ってくれると言っています。

手術の説明時には、緩和ケア専門の看護師や病棟の看護師が同席してくれたので、安心して聴くことができました。結局、胃を３分の２切除する（切って取る）ことになりました。

手術はうまくいきましたが、創跡が痛みます。これも、看護師は、我慢せずに痛み止めの薬を使って、できるだけ楽に動けるようにしようと話してくれました。痛み止めを使うと、胃の治りを悪くしてしまうのではないかと心配で、初めはためらっていましたが、治りをよくするためにも体力をつけなくてはいけないことを教えてもらいました。痛み止めを上手に使って痛みを楽にすることで、より食べられるようにしたほうがよいし、そうすれば体力もつくということがわかってからは、積極的に痛み止めを使用しながら、療養生活を送ることができました。

治療が始まると、からだの痛みや吐き気などさまざまな症状も出るでしょうし、いろいろなつらい思いもされることでしょう。あるいは、治療を続けるために仕事は必要なのだけれど、何らかの事情で仕事を辞めざるをえなくなることもあるでしょう。こういった時も、緩和ケアではご相談に乗ることができます。症状を和らげること、つらい思いを軽くすること、仕事や生活などに関する相談、人生の意味や価値感などに関する悩みなど……。どれも緩和ケアでは、患者さんやご家族と一緒に考えることができます。

また、緩和ケアでは、医師（歯科や口腔外科医を含む）、看護師、薬剤師、医療社会福祉士（ソーシャルワーカー）、歯科衛生士、栄養士、理学療法士など、医療に従事しているいろいろな職種とも連携しています。ですから、さまざまな職種の専門家を紹介し、その方々と話したり、相談していただくことができます。

(4) 治療後

退院後は、病気の療養などもあることから、職場の理解を得て仕事はパートに切り替え、重い荷物などを運ぶ作業は免除してもらうことにしました。当然、収入は減ります。しかし、からだは少し楽になりそうです。

外来では、いつも緩和ケアの看護師が寄り添ってくれています。症状について主治医にうまく話せない時でも、看護師がそばにいてくれると安心です。「Aさん、さっき○○が心配って言っていたでしょう？　それは、先生に訊いておかなくてもよかった？」「Aさん、この後もう一度、先生の今の話を一緒に考え直してみましょうか？」「手術の跡のところがまだチクチク痛むっておっしゃっていませんでしたか？　そのことは訊いておかなくても大丈夫ですか？」。夫の同席時は、「ご主人は何かお訊きになりたいことはありませんか？」「ご主人の目から見て、Aさんはご自宅ではどのようにお過ごしですか？」などと、必ずフォローをしてくれます。

仕事の調整や医師とのコミュニケーション援助なども、治療・療養を行うにあたっては、とても重要なことです。そして、こういったことを相談しながら治療にあたるということも、緩和ケアなのです。

3　家族も支える緩和ケア

がんの患者さんの家族からは、「本人（患者さん）が一番つらいんだから、私たち（家族）が頑張って支えなきゃ」「私たちが一生懸命支えないと、本人は頑張れない」「私のせいで家族ががんになってしまったんじゃないか」「これからは仕事を辞めて本人を支えるんだ」「私が弱音を吐いてしまったら、本人が余計につらくなるんじゃないか」「自分が代わって病気になってあげられたらよかったのに」などという声をしばしばお聞きします。たしかに、症状があるのは患者さんですし、病気で直接苦しんでいるのも患者さんです。患者さんがよくなるように頑張って支えてあげなきゃ、と思うのも当然です。しかし、**家族自身だって苦しんでいる**のです。いや、むしろ家族のほうが、ある意味、苦しい場面も多いのです。

本人の苦しみを直接体験できない苦しみ、見守っているだけで手を出せない苦しみ、心配で自分の仕事や生活がままならない苦しみ、悪いほう悪いほうについ考えていってしまうことによる苦しみなど、家族だからこそ抱えるさまざまな苦しみがあります。私たち医療者は、患者さん本人だけでなく、家族のケアも行います。そもそもこの本も、そのために作られたのです。もちろん家族のケアには、子どものケアも含まれています。

家族のみなさんに覚えていただきたいことは５つあります。第一に、患者さん同様に正しい緩和ケアの知識を身につけていただくこと。第二に、情報の偏りをなくすこと。第三に、家族自身が緩和ケアを受けること。第四に、愚痴を言える場所を見つけること。最後に、自分自身も大事にすることです。

国立がん研究センター がん情報サービスというウェブサイト（ganjoho.jp）には、がん診療に関するさまざまな情報が集められています。そこで用意されている『家族ががんになったとき[4]』という小冊子のなかに、「患者さんを支える家族のための６か条」があります。以下の通りです。

①がん情報を集めましょう

②自分にどういう援助ができるかを考えましょう

③患者さんの言動の変化や反復を想定しましょう
④患者さんの要望をよく聞きましょう
⑤患者さんの要望に沿っているか常に確認しましょう
⑥家族も自分の生活を大事にしましょう

ともすると、患者さんが中心になりすぎて、家族が犠牲になることがあります。それは普通の生活とはいえません。患者さんはもちろん苦しんでおられるので、大切にすることはとても重要です。しかし、家族も、各自の生活を守る必要があります。

一方、患者さんのことを考えるあまりに、一般的な治療以外の治療や、根拠に乏しい一部の食事療法を患者さんに勧める家族も、時に見受けられます。場合によっては逆効果になる場合もありますので、あくまで常に客観的な視点を保ちながら、患者さん本人と家族のみなさんとの生活を守るためにはどうしたらよいのかという観点で、ものを見続ける必要があります。

4　専門的な緩和ケアとは？

緩和ケアを専門にしている看護師や薬剤師、医師は、いったいどんなことをしているのでしょうか？

厚生労働省によると、「『専門的緩和ケア』とは、『基本的緩和ケア』の技術や知識などに加え、多職種でチーム医療を行う適切なリーダーシップを持ち、緩和困難な症状への対処や多職種の医療者に対する教育などを実践し、地域の病院やその他への医療機関等のコンサルテーションにも対応できることである[1]」。何やら難しそうですね。少し噛み砕いて考えてみましょう。

専門的緩和ケアの役割とは、基本的緩和ケアを提供している一般治療医や看護師が「この症状には少し困ったな、こういう場合はどうしたらいいんだろう？」と思った時、あるいは患者さんが治療を受けながらの生活にあたって「何をどうしていけばいいのかな？」「治療を提案されたけれど、本当にこの治療を続けなければいけないのだろうか？」といった悩みを抱えた時に、気軽に相談できる相手となることだといえるでしょう。

専門家ですから、当然、緩和ケアに関する基本的な事柄を超えた知識や行動を求められます。たとえば、なかなか収まらない痛みに対して、ペインクリニック医や放射線科医による痛みの治療が効果的なことがあります。場合によっては、不安が強くなったり、うつ病などになってしまう方もいますから、こころの専門家である精神科医（がん患者さんのこころを診る専門家を、とくに精神腫瘍医と呼びます）や心療内科医による治療、臨床心理士によるカウンセリングなどが有効なこともあります。実際には、口内炎がひどくて食べられないなどの症状であれば、歯科医や歯科衛生士などによる治療が効果的なことも多いです。こうしてみていくと、さまざまな専門の医療者と連携して、みなさんと話し合いながら、痛みやつらさを和らげるお手伝いをするような立場だといえます。

症状のことだけではありません。治療には、どのような方法を選択するかなど、さまざまな分岐点があります。その際の専門的な相談相手として、治療のことや治療上必要な生活の工夫や悩みごとなどに関して、支援したり相談に乗るのも専門的緩和ケアの役割です。もちろん、治療中、治療終了後、どこでどのように過ごしていくかなどを一緒に考えたり、治療終結の時期を決めがたい時にも、一緒に考えていきます。

特定の種類のがん患者さんに関する、ある報告があります。早い時期から治療と並行して専門的な緩和ケアを定期的に受けたところ、予後（ここでは、余命のことを指しています）が2.7か月延長したというのです[9]。2010年にアメリカのマサチューセッツ総合病院から発表され、医療者・非医療者を問わず大きな衝撃を与えました。そんなに効果的な専門的緩和ケアとは、いったいどのようなものだったのでしょうか？

そこでとくに行われたことは、①さまざまな症状を専門的に和らげた、②病気に関する理解を振り返った、③対処方法を相談した、④治療と効果について話し合い、意思決定を支援した、⑤最期の時期に関する相談をした（蘇生について、緩和ケア病棟やホスピスについて）、⑥信頼関係を構築した、⑦家族とも関わった、ということでした[10]。これらを随時話し合いながら必要十分な治療を受けていたことで、この衝撃的な結果がもたらされたわけです。専門的緩和ケアも、継続的に受けておけるとよいようです。

忘れてはいけないのが、緩和ケア病棟やホスピス、在宅緩和ケアといった緩和ケアを中心に提供する場でのケアです。これも専門的緩和ケアです。ここでは、症状の緩和はもとより、さまざまな患者さんご家族の持つ苦痛を和らげるためのいろいろな取り組みを行います。ひとりひとりの生活、生きざまをできる限り尊重しながら、その人、その家族に見合ったケアを提供していきます。そして、その人らしい最期、そのご家族らしい看取りができるよう寄り添います。

5　痛みについて――薬剤師の視点

なぜ薬剤師ががん医療に参加することが求められるのでしょうか？　私が考えるに、「がんサバイバー」は、薬剤、とくに内服薬や外用剤を長期にわたって継続する可能性があるからです。

(1) がんと痛み

「がんから連想するものは何ですか」と訊ねると、まず「痛み」、続いて「鎮痛薬」と返ってきます。なぜ、そのように連想されるのでしょうか。がんの症状において、痛みが大きなウエイトを占めるのでしょうか。また、がんの痛みには鎮痛薬が必要なのでしょうか？

答えは、イエスです。

がんになると必ず痛みが出るわけではありませんが、食欲不振や全身倦怠感などの症状に比較して、痛みは早期から生ずる割合が高く、がんの診断時には20～50%の患者さんに痛みが存在するといわれています。また、**治療と並行して専門的な緩和ケアが提供されたことで生存期間が延長した**との研究報告もあり、がんによる痛みなどのさまざまな症状を取り除くことは、治療としても重要な意味を持つわけです。

がんは、英語でCancer（蟹）といいます。がんの形がハサミを持った蟹の形に似ていることに由来しているそうです。がんは、そのハサミでまわりの正常な細胞に切り込み、その隙間に手足を伸ばしていくことを繰り返して成長してゆきます。ハサミで切られるまわりの細胞は、危機が迫っていることを知らせるために痛みを発します。

細胞の表面はもともと、痛みのもととなる物質を多く含んでいますが、痛みのもととなる物質だけでは、痛みは生じません。しかしいったん細胞の表面が破壊され始めると、そのもととなる物質が、痛みを起こす物質へと変化するのです。そして、それが神経に伝わり、痛みになります。この仕組みは「アラキドン酸カスケード」と呼ばれています。

そこで、痛みのもととなる物質を痛みを起こす物質へと変化させないよう作用するもの、痛みの情報を受け止めた神経の興奮を抑えるもの、そして神経間の興奮の伝達を遮断するものが、鎮痛薬として使われるのです。

(2)「医療用麻薬」は怖いのか？

モルヒネなどの麻薬を初めて使用しようとする時、「麻薬中毒になってしまわないか」「麻薬はいつか効かなくなる」「寿命が縮む」「末期でしか使わないもの」などと考えて、心配される方がいらっしゃいます。

それに対して、「すべて根拠のない迷信です」と一蹴する医者がいますが、患者の立場からすれば、「迷信と言われても……すぐには納得できない。釈然としない」とか、「迷信でも謂れはあるでしょう」などの懸念は、なかなか払拭できないものです。そんな思いを抱えたまま、薬は使いたくないですよね[8]。

さて、その懸念を解消するには「医療用麻薬」を正しく理解していただく必要があります。ポイントはふたつです。

ひとつは、「医療用麻薬」は、たしかに分類上「麻薬」なのですが、みなさんが悪いイメージを持っておられるいわゆる「麻薬」とは一線を画する性質を保持していることです。もうひとつは、「医療用麻薬」は新たな製剤が次々に開発され、ひとりひとりの痛みに応じた薬が選択でき、きめ細かな対応ができるようになってきていることです。

がんの痛みに使われる鎮痛薬は、非常に鎮痛効果の高いものが多いですが、一般に規制されている「麻薬」はその高い効果ゆえ、習慣性、耐性、依存性などの中毒症状を引き起こす可能性を併せ持っています。しかし、「医療用麻薬」は、中毒症状を起こさず、鎮痛効果だけを有効活用できるように作られています。また、とくに痛みのある人に使用した場合は、中毒を起こさないことがわかっており、適正に使用すればとても安全で、むしろみなさんの生活を守ってくれる薬です[2]。

(3) 医療用麻薬をめぐる進歩

「医療用麻薬」の開発は近年めざましいものがあります。イギリスの緩和ケア医、シシリー・ソンダース（看護師とソーシャルワーカーでもあります）が、1960年代にがん患者に対するモルヒネの使用を工夫しました。それは、経口モルヒネを4時間ごとに服用することで、患者の便宜が最良に保たれるという画期的な方法で、今でもWHOのがん疼痛治療の方式として息づいています。

日本における痛み止めのbefore/afterを語るとすれば、その節目は、1989年ということになるでしょう。その年、1日2回の服用で効果が維持できる（徐放性製剤と呼びます）硫酸モルヒネ製剤のMSコンチン®錠が販売されたのです。それを皮切りに、細粒の持続製剤や、1日1回の服用でも効果が持続できる製剤が開発されました。モルヒネ以外の成分の製剤の上梓も相次ぎ、オキシコドンの徐放性および速放性製剤、フェンタニルの貼付剤および速放性製剤、メサドンやタペンタドールの製剤や麻薬には指定されないオピオイドであるトラマドールの内服製剤も上梓され、個々の疼痛の性質や状況などに応じた選択肢が広がり、きめ細やかな対応が可能になりました。

逆にいえば、今から四半世紀前であれば、がんの痛みのコントロールは、それほど容易なことではなかったのです。であれば、現在、医療用麻薬の恩恵にあずかるのをためらうのは、実にもったいないことだと思いませんか？やはり歴史は学ぶに値するものです。

また、製剤的な進歩だけではなく、基本的な「医療用麻薬」の使用方法が各種医療スタッフにも浸透してきています。さらには、患者さんやご家族の療養生活を守るために必要な多職種の医療者が協力して診療にあたるチーム医療が、緩和ケアの分野においても進展しつつあります。以前は、医師がその経験に応じてひとりで考え、「医療用麻薬」を処方していましたが、今では看護師、薬剤師がそれぞれの専門的立場から意見を交換し、今ある痛みに最も適した製剤の選択、使用量および服用回数が決められています。さらには、そこにMSW（医療ソーシャルワーカー）が加わり、医学的な面だけでなく経済的な側面からも意見が加えられるようになってきています。

少し説明が長くなりましたが、多少は誤解や不安が払拭されたでしょうか？

(4) 薬を続けること——服薬アドヒアランスvs.服薬コンプライアンス

がん治療の発展にともない、最近では、長い年月にわたって日常生活を続けながら、がん診療を受けておられる方が多くみられるようになりました。そうなると、薬剤、とくに内服薬や外用剤の使用が継続されることが予想されます。そのような時、「服薬アドヒアランス」や「服薬コンプライアンス」が問題となります。

「服薬アドヒアランス」とは、医療者と患者さんがその薬について話し合ったうえで、薬について理解し、どのようにして使用するかを納得して、上手に使用することを表します。つまり、そこには話し合うという過程があります。

一方、「服薬コンプライアンス」とは、医療者から患者さんに対して薬が処方された時に、患者さんが（医療者から指導された）使用上のルールをしっかり守って薬を使うことを表します。

つまり、「服薬アドヒアランス」が良好であれば、患者さんも納得して薬を使うことができますし、そうすれば、「服薬コンプライアンス」は自然に良好になるわけです。

たとえば、「服薬アドヒアランス」が低下（服薬への意欲や前向きな姿勢が減弱）すると、「服薬コンプライアンス」も低下し、「服薬コンプライアンス」が低下すると、せっかく苦労して受けている治療の効果が得られにくくなり、場合によっては病状の悪化をもたらすことがあります。端的にいえば、薬を決められた通りに使用できなければ、期待される効果が出にくくなってしまうわけです。

影響は、それだけではありません。当初の治療計画を変更せざるをえなくなったり、さらには、医師－患者間の信頼関係も損なわれかねません。そうなると、医師にとっては不本意であり、患者さんにとっては効果のある治療手段を失うことになり、「百害あって一利なし」です。「服薬アドヒアランス」の低下ないし不足は、がんサバイバーの長い経過において、大きな問題になりえるのです。

たとえば、CapeOx（カペオックス：使用する抗がん剤の名前の一部を組み合わせた呼び方で、抗がん剤治療によく登場します）と呼ばれる治療法で大腸がんの薬物療法などに用いられる、「カペシタビン」という内服薬があります[6][7]。この薬は、「手足症候群」という、その名の通り手や足が腫れたり、赤ぎれのようになったり、痛みや炎症をもたらしたりする特徴的な副作用を持っています。その対処法として、服薬量を適宜減量したり、休薬（薬を服用しない）期間を余分に設けたりすることがあります。「服用する薬の量を減らすと、効果が減ってしまうのでは」と考えがちですが、実は手足症候群などの副作用によって減量する場合、効果は減弱しないと報告されています。一方、副作用や有害事象には関係なく勝手に服薬量を減らしてしまったり、飲み忘れが頻回にある場合は、効果が減弱するリスクが否定できていません。

良好な「服薬アドヒアランス」を維持するためにも、患者さんは、医師らと面談で情報の共有を図り、患者さんみずからが治療の方向性選択に参画する姿勢を持っていただきたいと思います。

6　緩和ケアの相談がしにくい方へ

最近では、「医療者に対していつでも相談してくださいね」といった院内ポスターをよく見かけます。しかし、実際には、主治医は忙しそうで話しにくかった、実際に緩和ケアはまだ早いと言われた、あるいは痛みについて医療者に話したが少し質問しただけで不機嫌になった、痛みを訴えたら余計な検査を受けさせられた、などという経験をなさった方もあるかもしれません。また、患者さん自身が「治療をしているんだから緩和ケアはまだ早いのかな」とか、「緩和ケアはまだ私（患者さん自身）が受けるケアではないのではないか」、さらには「痛みを訴えたら（主治医の先生に）治療を中断されてしまうのではないか」などと考えるかもしれません。

では、どうしたら、相談しやすいのでしょうか？　まずは、**病院のなかで誰か味方を見つける**ことです。そして、症状を訴えるだけではなく、**その症状があることで実際に生活上何に困っているのか、生活と症状を関連づけて相談してみる**のです[(3)]。医師に話しにくくても、病院には外来看護師、薬剤師、相談支援室の相談員など、さまざまな人々が働いていますから、「こんな症状があるから、こういったことができなくて困っているんです」と伝えてみてください。そして、「どうしたらいいのかわからないのだけれど、教えてもらえますか？」とおっしゃってみてください。必ずどこかから、緩和ケアにつながるとっかかりができるはずです。

おわりに

最期ではなくても、つらい出来事、つらい気持ちは出てくるものです。病気の診断前でも、痛みなどの症状がある時には、「この痛みはいったい何だろう」「もしかしたら何か悪い病気が隠れているんじゃないだろうか」「もし病気だったらどうしよう」「仕事は続けられるのだろうか」「家族はどうなるのだろうか」「○○さんは最近やせたなと思っていたら、結局がんであっという間に亡くなってしまったな」などといった不安が湧くかもしれません。

あるいは、病気が見つかった時には、「やはりそうだったのか」「これからどうしよう」「何も考えられない」「本当に治るんだろうか」「治ればこの症状はなくなるのだろうか」「治らなければ死んでしまうのだろうか」「手術はできるのだろうか」「どうして自分だけがこのような目にあわなければいけないんだろう」「自分がいなくなったら家族はどうしていくんだろう」「親

（子ども）を残していくわけにはいかない」など、さまざまな気持ちが交錯します。

それを和らげることができたら、軽くしたり、なくすことができたら、つらい状況から少し楽になって、その人らしく過ごせるようになるかもしれません。誰だって苦しみたくないし、できれば快適に過ごしたいですよね。でしたら、病気の時くらい、ただでも苦しいのだから、少しでも楽に過ごせたらいいのではないでしょうか。その時、役に立つのが緩和ケアなのです。

（下山理史、松崎雅英）

Box. 3

1．緩和ケアは、みなさんのつらさを和らげ、暮らしやすくするケアです。
2．いつでも、どこでも、誰でも受けられ、終末期だけのものではありません。さまざまなつらさや苦痛の相談に対応します。
3．家族や友人なども支えます。
4．医療者なら誰でも提供しますが、緩和ケアの専門家もいます。
5．痛みには対処ができます。まずは医療者にその症状を訴えてください。
6．遠慮をせずに、つらさを医療者に伝えましょう。医療者はそれに応える準備をしているはずです。

第4章
がんの人の生活をどう支援し、社会資源をどう利用するか？

大切な人ががんと診断されると、たいていの家族は「どうしたらよいのだろう」と悩まれるでしょう。治療が行われている時、再発してしまった時、病気が進行してきた時……、その時々で、患者さんをどのように支えればよいだろうか、仕事や経済的な問題をどうしようかと思い悩まれる家族は少なくありません。

本章では、家族が患者さんを支えるためのポイントや、利用できる社会資源についてご紹介します。

1 「第二の患者」であり、共同治療者でもある家族
——家族が患者を支えるためのポイント

(1) サバイバーとしての家族

誰かががんと診断されると、その人の家族もがんについて思いをめぐらせ、不安や落ち込みなどを感じます。家族は「第二の患者」といわれるように、ご本人と同じように思い悩み、つらい状況におかれながらも、患者さんを支

援する役割を担っています。

第１章で、がんサバイバーは、過去、現在、そして未来に向けて自問すると述べられていますが、がんサバイバーを支える家族も同じです[*]。

家族は、過去にさかのぼって「なぜ、大切なあの人ががんになってしまったのか？」と考え、「もっと健康に気をつかってあげればよかった」とか、「体調が悪いことにもっと早く気づいてあげればよかった」と悔やむものです。妻や母親であれば、「私の作った食事が、からだに悪かったのだろうか」と自分を責めたりされる方もいます。ですが、がんというものは、さまざまな要因が重なり合ってできるのであって、何かひとつが原因だと言い切れることはあまりありません。それは、本人の責任でもなければ、家族の責任でもないのです。

次に、現在において。家族は、患者さんを「どのようにして支えればよいのだろう」とか、「自分には何ができるだろう」と悩みます。また、ご本人ががんについて思い悩む姿や治療の副作用に苦しむ姿を見るのが、つらくなったりします。しかし、闇雲にできることをやればよいというものでもありません。以前、患者さんから次のような話を聞きました。「妻は、『がんが治るように』と毎日野菜中心の食事を準備し、薄味の煮物ばかりで、肉や揚げ物はいっさい食卓に並ばない。でも、僕は抗がん剤の副作用で、味覚が変になって、濃い味じゃないと感じないから、薄味では食欲がわかない。唐揚が食べたくて仕方なくて、スーパーの総菜売り場で買って、こっそり食べていたところを見つかり、大変な夫婦喧嘩になった」。奥さんは、「からだによい食事を」と一生懸命献立を考えて準備しているのに、その努力が認められないばかりか裏切られたような気がして、腹が立ったのでしょう。しかし、ご本人にとっては、抗がん剤の副作用（味覚障害）で食欲がなくなり、その食事が苦痛になっていたわけです。

＊　患者 vs. 第二の患者という指摘は、キューブラー・ロスによる死にゆく人と遺族の悲嘆過程の相似を思い起こさせますが、両者は空間的にも時間的にも異なることを意識しておくのがよいでしょう。前者がバイオサイコソーシャルに展開するのに対し、後者は心理的過程です。また、時間的に、前者は同時期であるのに対し、悲嘆は死にゆく人の死後に遺族に訪れます。

つまり、患者さん本人がどうしたいのか、どうしてほしいのかをよく聞いて、希望に添っているかどうかを確認しておくことが必要なのです。また、ご本人が苦しんでいるそばで、何もできない、見ているのがつらいと感じる家族も少なくないのですが、ご本人にとっては、家族がそばにいてくれることこそが、何よりも支えになるのです。

最後に、未来に向けて。家族も、「この先どうなるのだろう？」とか、「大切な家族を失ってしまうかもしれない……」と考えます。先が見えない不安、今後に備える準備として、正しい情報を得ることは、重要です。現代は情報社会ともいわれ、たくさんの情報が氾濫しています。しかし、なかには誤った情報や偏った情報もたくさんあり、混乱してしまうこともあるでしょう。基本的に、主治医や看護師、薬剤師、ソーシャルワーカーなど、医療者や専門家から情報を得ることをお勧めします。セカンド・オピニオンなどを利用して、主治医以外の専門医師の意見を聞くことも参考になります。

私たち医療者は、患者さんだけでなく、家族の不安やつらさにも対応しています。「医師や看護師は患者の治療やケアをするのであって、家族のことまでは相談できない」などと考えず、家族の思いをお話しください。何かお力になれることはないか、一緒に考えていきたいと思います。

(2) 家族が患者さんを支えるためのポイント

がんと診断されてつらそうにしている患者さんを目の前にして、「自分はどうすればよいのだろう」「自分には何ができるのだろう」と悩まれる家族も多いと思います。そこで、家族が患者さんを支えるためのポイントをいくつかご紹介します。

①がんに関する情報（病気について、利用できる社会資源についてなど）を集める

「がん」という病気がどんなものかわからないと、不安は膨らむばかりです。闘う相手、あるいは一生付き合っていく相手をよく知っておくことは、それによって引き起こされた問題を解決する手がかりになることがあります。誤った情報や偏った情報は、余計に混乱を招きかねません。正確な情報を集

めることが大切なのです。

主治医や看護師、薬剤師、ソーシャルワーカーなど身近な医療者や専門家からの情報のほか、セカンド・オピニオンなどを利用して、主治医以外の専門医の意見を聞くことも参考になります。近年は情報社会で、さまざまな情報が氾濫しています。本や雑誌、インターネットなどの情報は、鵜呑みにするのではなく、主治医などに確認することも必要です。

②自分にどんな援助ができるかを考える

「家族として、患者さんのために何かしたい」と思うけれど、「何をすればいいかわからない」「自分には何もできない」と思い悩む方も少なくないと思います。ですが、何か特別なことをする必要はないのです。普段お食事の準備をされる主婦の方なら患者さんの食べたいものや好きなものを作る、病院への送り迎えをする、ひとりで受診するのが不安そうな時は付き添う、休日の気分転換にどこかへ一緒に出かけるなど、ご自分にできることをする、それだけでよいのです。

③患者さんの要望をよく聞く

ご自分にできることをしてくださいと言いましたが、それが患者さんの要望に沿っているかを確認することも必要です。ご本人のことを思うあまり、家族は過剰な心配や援助をしてしまいがちで、それがご本人にとって負担となることもあります。

患者さんがどうしてほしいのか、何がしたいのか、どんなお気持ちなのかを、否定したり、はぐらかしたりせずに、しっかり聞きましょう。

④患者さんの言動の変化や反復（繰り返し）を見守る

患者さんは、がんによってつらい気持ちを抱えています。前向きに頑張ろうと思える時もあれば、気持ちが落ち込むこともあります。また、ひとつのことにとらわれ、毎日同じことを繰り返し話すこともあります。そのことで、家族もつらい気持ちになるでしょう。ですが、ご本人の気持ちの変化や揺れ動き、繰り返される思いを客観的にとらえ、気持ちに寄り添い、見守ることも大切です。

⑤ほかの家族や周囲の人と協力し、支え合う

家族のなかには、ほかの家族に負担や心配をかけたくないと、何もかもひとりで抱え込んで、心身ともに疲れてしまう方もいます。ですが、ひとりでできることには、限界があります。家族や周囲の人と協力して役割分担したり、お互いのつらさを共有することも必要でしょう。

⑥自分の生活も大切にする

家族のなかには、患者さんを心配するあまり、自分の生活をすべて犠牲にして患者さんに尽くされる方がいます。しかし、がんという病気との付き合いは長期戦です。全力投球で患者さんを支えていると、家族も途中で息切れしてしまいます。家族が疲れてしまったり、気持ちに余裕がなくなってイライラしたりすると、それが患者さんにも伝わって、お互いに余計につらくなってしまいます。

家族もリフレッシュして気分転換をしたり、休憩したりすることが必要です。自分の生活も大切にして、時にはエネルギーを充電しながら、患者さんを支えてください。

2　がんと就労――がんになっても働くためのポイント

(1) 日本におけるがんと就労

わが国では毎年20歳から64歳までの約22万人ががんに罹患し、約７万人ががんで死亡しています。一方、がんの早期発見と治療法の進歩とともに、わが国の全がんの５年相対生存率は53.2％（診断年平成５～８年）から、58.6％（同平成15～17年）と伸びており、がんの治療を受けながら社会で活躍している方が増えています。

就労を含めた社会生活上の課題に直面することも増えてきています。平成16（2004）年の厚生労働省研究班の調べによると、がんに罹患した勤労者の約30％が依願退職、約４％が解雇となり、自営業等の約13％が廃業したとされています。

がんにかかっても当たり前に働き続け、それまでの生活を維持していくことは大切です。働くことは、生きがいにもつながります。また、がんは高額な治療費がかかるため、働いて収入を得る必要性が高く、早期の適切な治療により、一定の療養期間を経た後はがんになる前と同程度の能力を確保できる場合が多いことからも、就労の継続を支援する必要性が高まってきました。

平成24（2012）年６月に策定された国のがん対策推進基本計画においては、「がん患者の就労を含めた社会的な問題」が、重点的に取り組む問題のひとつとして新たに位置づけられました。具体的な施策としては、ハローワークとがん診療連携拠点病院が連携し、就職支援を行う「長期にわたる治療等が必要な疾病をもつ求職者に対する就職支援モデル事業」が実施されたり、がん診療連携拠点病院において、社会保険労務士による就労相談が行われたりしています*。

企業、病院、患者本人、行政機関が、それぞれの立場で、がんになっても働き続けることのできる社会に向けて取り組んでいくことが求められています。

(2) がんになっても働くためのポイント

就労相談を通して患者さんに一番お伝えしたいことは、仕事を辞めるという選択を早々にはしないでほしいということです。診療計画、治療の見通しを主治医に訊き、会社の休職制度について調べたり、場合によっては配置替えの相談をするなど、仕事との両立をまず模索することをお勧めします。退職すると、収入面で不利になるだけでなく、体調が回復して再就職先を探す時にも病気がハンディになってしまうことがあります。

もし退職の決断をされる場合は、退職後の制度の活用も含め、見通しを持つことにより、納得した形での退職にしてほしいと思います。がん診療連携拠点病院のなかには、社会保険労務士等の専門家による就労に関する相談を

＊　愛知県においては、平成25年度から26年度にかけて「がん患者就労継続支援・がん検診促進検討会議」が設置・開催され、その議論のまとめとして「がん患者が就労継続しやすい愛知づくりに向けた提言書」（平成27年３月）が報告されました。そのなかで、がんになっても働き続けられる社会づくりのために、「企業等に期待される役割」「医療機関に期待される役割」「患者本人・家族が果たすべき役割」「愛知県等の行政機関が取り組むべきこと」が示されました。

実施しているところもありますので、各病院の相談支援センターにお訊ねください。

では、職業に関連した段階ごとにポイントをまとめておきましょう。

①診断を受けた時・休職前：職場の休職制度を把握する。病気について、職場の誰に、どのように伝えるかを考える。傷病手当金の利用。

②休職中：職場とのコミュニケーションは密にとる。

③復帰に向けて：職場に配慮してほしいことを伝える。加えて、今まで通りできる部分も伝える。

④退職する場合：退職後の社会保険制度の活用等の見通しを持つ。雇用保険の基本手当、雇用保険の受給期間の延長申請。退職後の医療保険をどうするか。

⑤就職・転職活動にあたって：病気について、履歴書にどう書くか。面接時、病気のことをどう伝えるか。

3　がんと社会保障制度

がんの告知により、精神的な不安やショックだけでなく、治療や通院、療養生活に必要な経済的負担についてや、仕事と両立できるかということも、心配ごとのひとつになります。個人の努力や備えだけでは通常の生活が困難になった場合に、社会の構成員が連帯して支え合う社会保障の仕組みがあります。

(1) 医療費の負担軽減に関する制度

がんの治療は長期的であり、高額になることが多いため、医療費の負担軽減のための各種制度を利用することができます（表4-1）。

高額療養費制度：私たちは、公的医療保険が適用される医療について、その費用の１～３割を自己負担しています。その自己負担分が高額になった時に、所得に応じて定められた１か月ごとの上限額を超えた分が払い戻されるものです。なお、事前に「限度額適用認定証」を発行してもらい、病院会計

表4-1　医療費の負担軽減に関する制度

制度名	概要	問合せ・申請窓口
高額療養費制度	対象：いずれかの医療保険に加入し自己負担のある方 内容：１か月にかかる医療費の自己負担が一定額を超えた場合、その分が払い戻される。事前に限度額適用認定証の交付を受ければ、病院での支払いが窓口で限度額までの負担で済む。上限額は、所得により５段階の設定	各健康保険窓口 （協会けんぽ、健康保険組合、市区町村国民健康保険担当課）
○労働者災害補償保険（労災保険） ○石綿（アスベスト）健康被害救済制度	対象：石綿（アスベスト）ばく露作業に従事していたことが原因で（業務上疾病）、中皮腫、肺がんなどを発症した方など 内容：療養給付、休業給付等	○労災保険：労働基準監督署 ○石綿健康被害救済制度：環境再生保全機構、保健所
小児慢性特定疾病医療費助成制度	対象：18歳未満の方（小児がん等） 内容：医療費の助成。生計の中心者の所得に応じ自己負担あり	保健所

窓口に提示することにより、病院窓口での負担が最初から上限額までで済みます。申請窓口は、加入している健康保険の窓口です。

労働者災害補償保険（労災保険）、石綿（アスベスト）健康被害救済制度：石綿（アスベスト）により肺がん、中皮腫などにかかられた方が利用できる制度として、労働者災害補償保険（労災保険）があります。労災保険は、中皮腫や肺がんなどを発症し、それが労働者として石綿ばく露作業に従事していたことが原因である（業務上疾病）と認められた場合に適用されます。労災補償の対象にならない方には、石綿（アスベスト）健康被害救済制度があります。いずれも医療費の自己負担分の給付があります。

また肺がん、中皮腫以外にも、労災補償の対象になるがんがあります。

小児慢性特定疾病医療費助成制度：18歳未満の児童が、定められた疾病で治療を受け、認定を受けた場合、医療費の助成をするものです。白血病、悪性リンパ腫などがんも含まれます。医療費の２割負担で、生計の中心者の所得に応じて上限額が設けられています。

表4-2　所得保障に関する制度

制度名	概要	問合せ・申請窓口
傷病手当金	対象：健康保険の被保険者（国民健康保険加入者にはない） 内容：給与所得者が業務外のけがや病気により会社を休んだ日が連続して３日間あり、４日目以降も休んだ場合に支給。支給額は１日につき標準報酬日額の３分の２に相当する額。期間は最長で１年６か月	加入している健康保険窓口 （協会けんぽ、健康保険組合）
障害年金	対象：病気等で重度の障害が残った65歳未満の方。人工肛門（永久）や喉頭を摘出した方、日常生活で介助が不可欠な方、生活や仕事に著しい制限を受ける方。初診時から１年６か月経過した時点で、定められた障害の状態であること。年金の納付要件あり 内容：障害基礎年金　１級　975,100円　２級　780,100円 障害厚生年金　３級　報酬比例の年金額（最低保障585,100円）	年金事務所 市区町村年金担当課 共済組合
雇用保険 （基本手当）	対象：雇用保険の被保険者で、定年、倒産、契約期間の満了等により離職し、求職活動をしている方 内容：支給期間は離職した日の翌日から90～360日の間。支給額は、離職した日の直前の６か月に毎月支払われた賃金日額のおよそ50～80％	公共職業安定所 （ハローワーク）
生活保護	対象：ほかの制度を利用しても国で保障する最低生活費に満たない世帯への保護費の支給や自立支援 内容：生活扶助、医療扶助、住宅扶助、介護扶助等	市区町村福祉事務所

(2) 所得保障に関する制度（表4-2）

傷病手当金：会社などに勤めていて、全国健康保険協会や健康保険組合などに加入している人が対象です。国民健康保険の加入者は、ほとんどこの制度の対象にはなりません。療養のために仕事を４日以上休んで給料がもらえない場合に、標準報酬日額の３分の２が支給されます。ひとつの病気について、最長で１年６か月受給することができます。年金を受給している場合や、会社から報酬をもらっている場合は、金額が調整されて支払われます。１年以上の保険加入期間があり、退職日に傷病手当金の受給要件を満たしていれば、退職後も継続して受給することができます。

障害年金：がんを含めた病気などにより障害が残り、生活や仕事が制限されるようになった場合に対象となります。人工肛門（永久）、喉頭摘出の方などが対象となります。年金の保険料の納付要件がありますので、年金事務所や市区町村国民年金担当課で受給要件を満たしているか確認する必要があります。国民年金の場合は障害基礎年金（１～２級)、厚生年金の場合は障害厚生年金（１～３級）の請求をすることになります。障害基礎年金の給付額（平成27年度の年額）は、１級は975,100円、２級は780,100円で、この加算があります。障害厚生年金は、加入の月数や給料の金額に比例して年金額も変動します。障害厚生年金３級の最低保障金額は、年585,100円です。

雇用保険の基本手当：定年退職、倒産、契約期間の満了等で離職し、求職している方に対し、支給されるものです。給付日数は、離職の日の年齢、雇用保険の被保険者であった期間、離職の理由などにより、90日から360日の間で決定されます。支給される１日当たりの金額（基本手当日額）は、離職した日の直前の６か月に毎月決まって支払われた賃金（賞与は除く）の合計を180で割って算出した金額（賃金日額）のおよそ50～80％（60～64歳は45～80％）です。基本手当日額は、年齢区分ごとに上限額が定められています。病気やけが等により30日以上働けない時は、申請をすることで、その日数分受給期間を延長することができます（受給期間延長申請)。受給期間延長申請の申請期間は、「働けなくなった日の初日からその状態が30日以上引き続いた時、その翌日（31日目）から１か月以内」となっています。この期間内に、所管のハローワークに申し出ることが必要です。申請については、代理人または郵送でも可能です。会社を退職した時、すぐに働ける状態にない場合、この受給期間延長申請を行うと、基本手当の受給期間を先延ばしにすることができるので、該当する方は利用されるとよいでしょう。

生活保護：病気やけが、障害、失業、老齢等により生活に困窮をきたした場合、利用できる各種制度、資産、稼働能力をまず活用しますが、それでもなお、国で定めた最低限度の生活費に満たない場合、最低生活費に足りない額を補う形で保護費が支払われる生活保護制度があります。利用できる制度等を使ってすべての手を尽くしても、どうしても生活が立ちゆかないという方への最後のセーフティネットです。日常生活に必要な費用（食費、被服費、光熱費等)、アパート等の家賃、医療費、介護サービス費等が対象になります。

表4-3　福祉サービス・介護サービス

制度名	概要	問合せ・申請窓口
身体障害者手帳	対象：音声言語機能、そしゃく機能、内部障害等に障害のある方。人工肛門、腸管ストマ、尿路変向ストマ（いずれも永久)、喉頭全摘出等 内容：等級１～７級。日常生活用具（ストマ用装具、人工喉頭等）の利用、医療費の助成、鉄道運賃割引、所得税の軽減等(いずれも障害部位、等級により制限あり)	市区町村障害福祉担当課
介護保険	対象：65歳以上の方および40～64歳の特定疾病（末期がんを含む）に当たる方 内容：等級要支援１～２、要介護１～５。介護サービス料金の１割負担あり。在宅サービス（ホームヘルプ、ベッドなどの福祉用具のレンタル等)、施設サービスの利用	市区町村介護保険担当課
生活福祉資金の貸付	対象：一定の所得額以下の世帯（概ね市町村民税非課税程度）等 内容：生業を営むために必要な経費等。無利子または低利子にて貸付。貸付限度額あり	市区町村社会福祉協議会

(3) 福祉サービス・介護サービス（表4-3）

身体障害者手帳：肢体、視覚、聴覚・平衡感覚、音声・言語・そしゃく機能、内部障害、免疫機能等に、一定の障害があると認められた方に交付されます。障害が固定していることが条件で、永久的な人工肛門、腸管ストマ、尿路変向ストマ、喉頭全摘出の場合等が対象になります。手帳の交付を受けることにより、ストマ用装具や人工喉頭等の日常生活用具の給付や貸与を利用できます。また、税制上の優遇措置や等級によっては、医療費の助成が受けられます。申請に必要な診断書は、障害部位別に認定された指定医に記載していただくことになります。居住地の指定医については、市区町村の障害福祉担当課が問い合わせ窓口です。

介護保険：65歳以上の方および40～64歳の特定疾病（末期がんを含む）に当たる方で、介護や日常生活の支援が必要となって認定を受けた方が対象です。認定調査ののち、要支援（１～２)、要介護（１～５）の区分が出ます。在宅で過ごされる場合には、たとえば、ホームヘルプサービスの利用、訪問入浴介護の利用のほか、介護ベッドやその付属品、車いす、手すり、スロープ等の福祉用具の貸与もあります。介護度に応じて、１か月のうちに使える支給限度額が定められています。使った介護サービス料金の１割負担が必要です。介護老人保健施設等の施設サービスを利用する際にも介護保険の認定が必要です。

生活福祉資金の貸付：低所得者世帯や障害者世帯等に対し、民生委員の生活援助指導のもとに、無利子や低利子で必要に応じた資金貸付を行うものです。収入基準や貸付条件があり、返済計画に基づき毎月返済をしていきます。申請窓口は各市区町村の社会福祉協議会です。

これらの制度を活用することにより、経済的負担を軽減し、安心して治療に専念していただいたうえで、福祉サービスや介護サービスによって、生活の質の向上や、治療後の早期の社会復帰に少しでもつながるといいと思います。しかし、制度は複雑で、表を見ただけでは内容がよくわからないかもしれませんし、どの制度なら自分は使える可能性があるのか判断できないかもしれません。また、ほとんどの制度は自分から申請していかないことには利用につながりません。こういった制度面の活用についてわからないことや心配なことがあれば、病院にある相談支援センターに気軽に相談してみてください。患者さんのおかれた状況やご希望をお聞きしながら、一緒に考えていきたいと思います。

4　残された時間——がんの人が自宅で過ごすための支援

(1) 日本人の終末期観

日本ホスピス・緩和ケア研究振興財団では、定期的に「ホスピス・緩和ケアに関する意識調査」を行っています。「余命が限られた場合、どのような医療を受け、どのような最期を過ごしたいか」、全国の男女1000名にアンケート調査が行われています。健康な人たちにお訊きしているので、実際にそのような状況におかれた時には気持ちが変わる人もいるでしょうが、参考にはなると思います。

「残された時間をどう過ごしたいか」（図4-1）との問いに、多くの人は

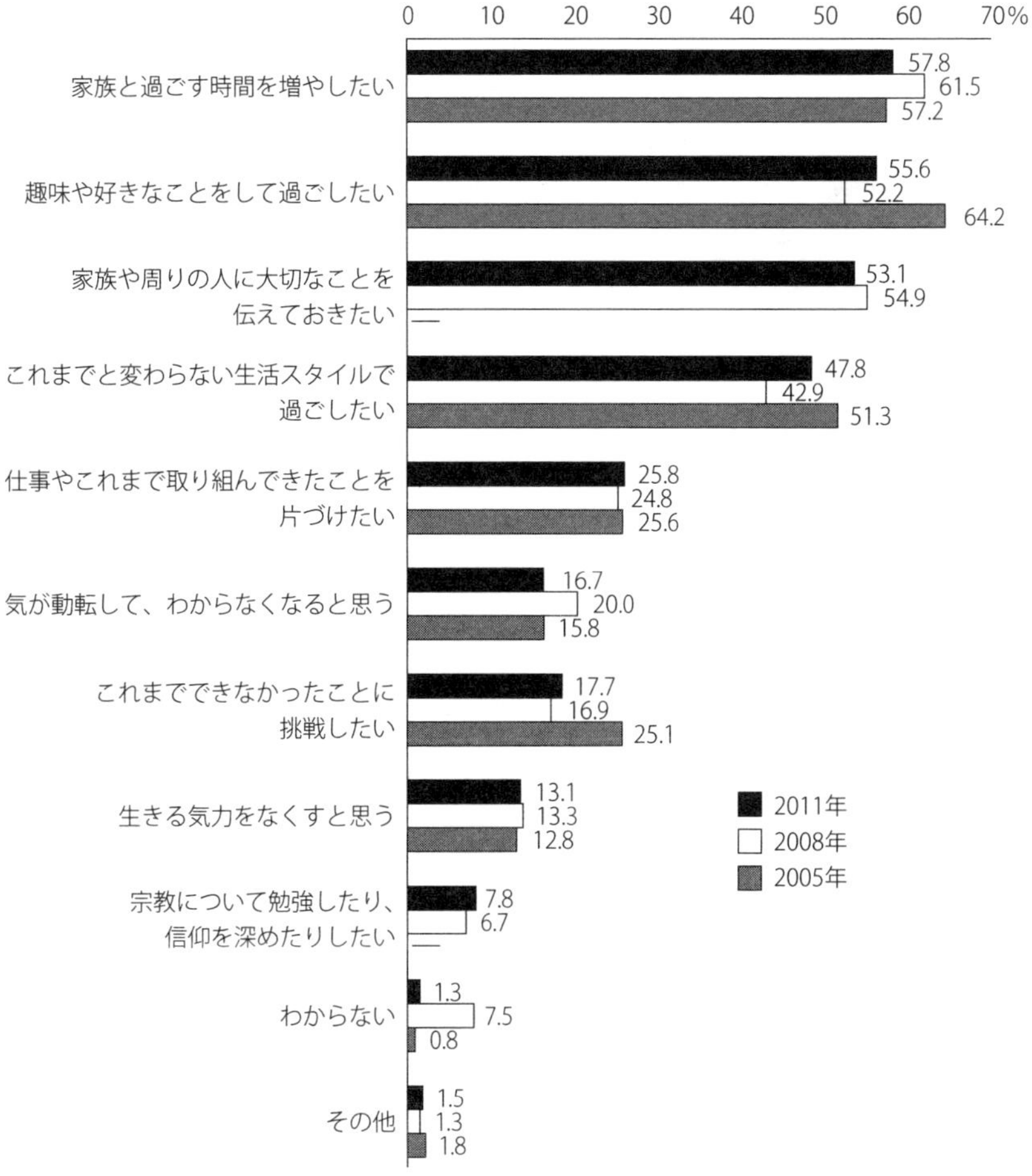

図4-1　残された時間をどう過ごしたいか
（「ホスピス・緩和ケアに関する意識調査」2012。複数回答）

「家族と過ごす時間を増やしたい」「趣味や好きなことをして過ごしたい」と考えています。限られた時間を意識すると、好きな人と好きなことをして過ごしたいと考える人が多いのです。

また、半数以上の人が「家族や周りの人に大切なことを伝えておきたい」と考えています。しかし、家族や周りの人は、ご本人からそのような話がさ

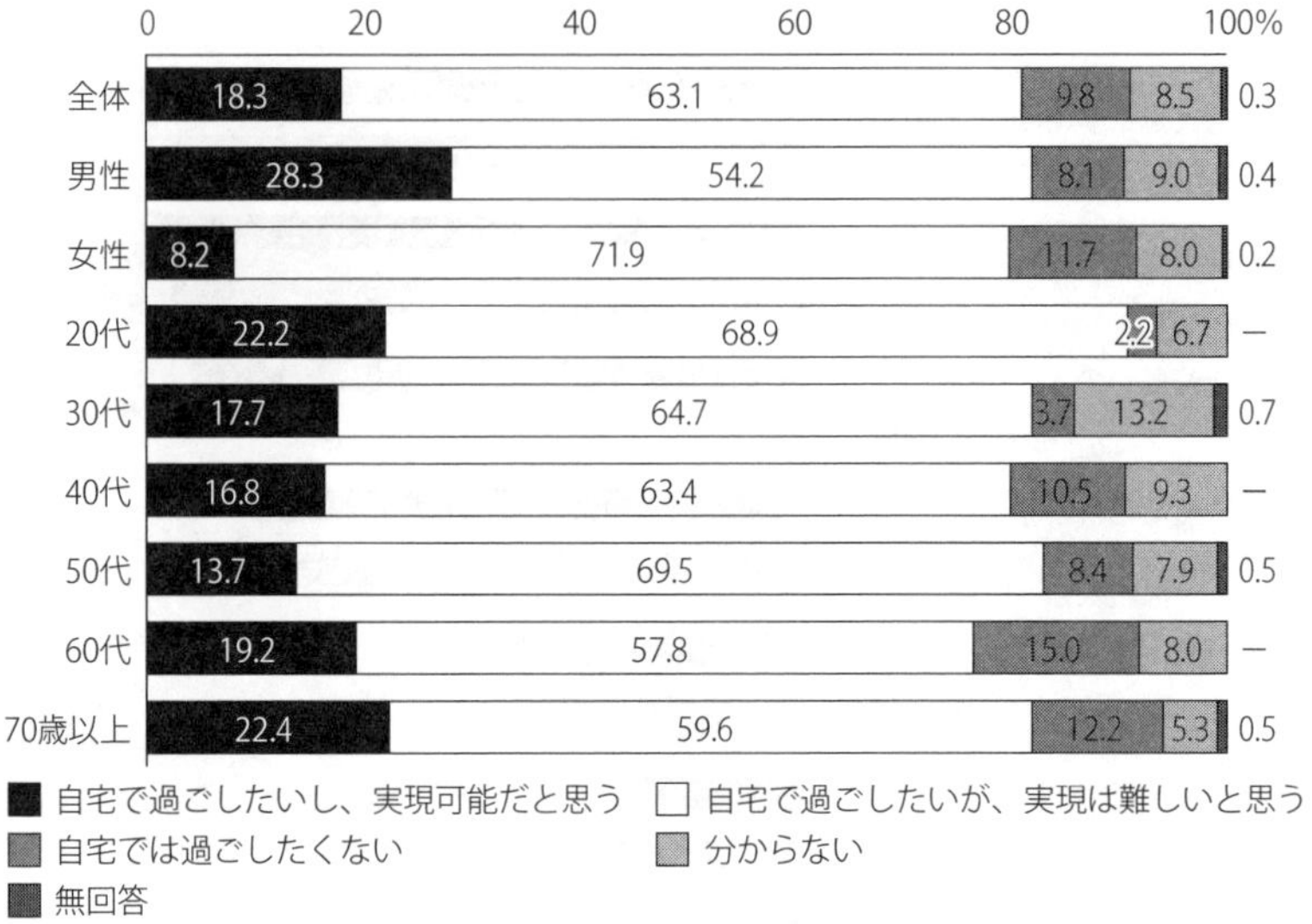

図4-2　余命が限られている場合、自宅で過ごしたいか

れると、「よくなるのだから、治るのだから、そんな話はしないで」と遮ってしまうことはないでしょうか？　ご本人から「大切な話」をされた時、それを聞いて、思いを受け止めることが必要でしょう。

それから、「これまでと変わらない生活スタイルで過ごしたい」と考える人も半数程度います。しかし、ある患者さんは、「がんになったら、家族が『家でジッと静かにしているように』と言うので、病院以外どこにも出かけられない。がんになったからといって、私は何も変わらない。これまで通り過ごしたいのに」とおっしゃいました。ご本人の体調への配慮は必要ですが、これまで通りの生活を支えることも大切な支援なのです。

余命が限られている場合に自宅での生活を望むかどうかについても、同財団の調査結果があります（図4-2）。どの年代も約８割の人が「自宅で過ごしたい」と考えています。ただし、できるだけ住み慣れた家で過ごしたいという希望を持っている反面、約６割の人は「その実現は難しい」と考えています。なぜでしょう？　核家族化した家で、家族に負担をかけて生活するのは迷惑なのでは……と考える人が多いのではないでしょうか。

老夫婦ふたり暮らしのどちらかががんと診断され、老老介護を余儀なくされる家族もあるでしょう。子ども世代と同居していても、みな会社勤めで忙しく、日中独居となる方も少なくありません。そのような状況で、「自宅で過ごす」という希望を叶えるための支援をご紹介します。

(2) がん患者さんが自宅で過ごすための支援

患者さんのＱＯＬ（Quality of Life：生命の質）を高めるため、住み慣れた家でご家族とともに過ごすことを支える資源として、いくつかを紹介します。

在宅療養支援診療所：2006年度の医療保険制度改正により設置されました。24時間連絡を受ける医師または看護職員を配置して、その連絡先を文書で患者さん・ご家族に提供し、患者さんや家族の求めに応じて24時間往診の体制を確保しています。介護保険制度を利用する際に、ケアプランを考えてくれる介護支援専門員（ケアマネジャー）等とも連携しています。

訪問看護：病気や障害を持ち、療養しながら家庭で生活しているご本人や家族をサポートします。訪問看護ステーションも、24時間訪問看護の体制を確保しており、夜間や休日でも、ご本人に変化があれば、相談や訪問を行ってくれます。医師が、「がん末期」や「病状の急性増悪」「退院直後」で必要と指示すれば、医療保険で14日間毎日訪問することも可能です。「がん末期」というと、がんが進行して、死が近いような印象を受ける方も少なくないと思いますが、「がんによって生活に支障が出る状況」を指した表現ととらえてください。

介護保険制度：身のまわりのことが自分ひとりでできなくなった際に利用できる社会資源のひとつ。65歳以上、または40歳以上の特定疾患（「がん末期」を含む）の方が対象になります。

おわりに

がんの患者さんと家族のための生活支援のポイントや、利用できる社会資源についてご紹介しました。がんであってもその人らしく、その家族らしく生活できるよう、身近な医療者や社会資源を活用していただきたいと思います。

（向井未年子、船崎初美）

Box. 4

1. 家族は、「第二の患者」といわれるように、ご本人と同じようにつらい状況におかれながらも、患者さんを支援する役割を担っています。
2. 家族が患者さんを支えるためのポイントは、以下の通りです。①がんに関する情報を集める、②自分にどんな援助ができるかを考える、③患者さんの要望をよく聞く、④患者さんの言動の変化や繰り返しを見守る、⑤ほかの家族や周囲の人と協力し支え合う、⑥自分自身の生活も大切にする。
3. がんにかかっても当たり前に働き続け、それまでの生活を維持していくことが大切です。がんになっても働くことは、収入や生きがいを得るうえで、意味があります。がんの治療計画や体調に合わせた仕事内容の調整など、職場に協力してもらうこともひとつの方法です。
4. がんの治療にはお金がかかります。公的な社会保障制度を利用すると、経済的な負担を軽減できるかもしれません。制度の活用についてわからないことは、病院の相談支援センターに相談してみるとよいでしょう。
5. がんの症状によって生活に支障が出てきた時でも、在宅医療や訪問看護を利用することで、住み慣れた自宅で過ごすことができます。主治医や看護師に相談すれば、ご本人の希望を叶える方法を一緒に考えてくれるでしょう。

第5章
がんを子どもにいかに伝えるか？

親ががんになった時、子どもが大学生以下である家族は30％以上だという報告があります(1)。それによると、がんと診断された時に悩んだ人は83％に上り、その内容は、「余命・死の恐怖」が最も多く、「家族についての不安」がそれに続いていました(1)。がんになった人のなかには子育て中の親が多くいること、親はがんの診断時から自分の病気や治療のことを心配しつつ子どもや家族への影響についても思い悩んでいることがうかがえます。

緩和ケアセンターでも、がんになったご本人や家族から、「がんという病気を子どもに伝えるべきか迷っている」「子どもにショックを与えそうで、どうやって伝えたらいいのかわからない」といった相談を受けることが増えています。本章では、がんを子どもに伝えることの大切さ、どのように伝えるのか、そして子どもたちをどのように支援していくかについてお伝えします。

1　なぜ、がんを子どもに伝えることが大切なのか？

現在、２人に１人ががんになる時代になりました。小学６年生を対象としたアンケート調査でも、「身近でがんになった人を知っている」との回答が54％あったと報告されています[3]。

このように、がんの問題は大人だけのものではなくなりました。子どものうちからがん教育を受けられる環境整備が必要だと考えられるようになり、平成24（2012）年６月改訂の「がん対策推進基本計画」のなかに、新たに「がん教育」が追加されました。「子どもたちによい生活習慣を身につけさせる」ことだけでなく、「がんに対する恐怖心を軽減し、望ましい態度の形成に寄与する」「誤った知識に基づくがんに対する偏見の緩和・解消を図る」「親ががんになったときの心理的負担を軽減する」などを目的に、保健所や教育委員会を主体とした取り組みが行われています[3]。

(1) 親と子のオープンなコミュニケーションの機会に

ご本人や家族の方から、「子どもにショックを与えたくない」「これまで通りの生活ができるよう子どもたちを支えたい」ので、がんについて伝えるべきか迷うという相談を受けます。子どもを守りたいという気持ちやお子さんへの愛情を感じる時です。そのような親の気持ちはとてもよくわかります。

しかし、がんという病気やその治療は手ごわいもので、子どもたちに隠しておくことがなかなかできないようです。たとえばこんなことです。がんの三大治療は、手術、放射線療法、化学療法です。これらの治療は、効果を期待できる反面、手術は身体の動きや機能を制限し、痛みを与え、傷を残します。化学療法も、脱毛や色素沈着、体重の増減によって、外見に変化を与えます。また、化学療法で用いられる薬剤のなかには、手指のしびれや、ひび割れなどの副作用を起こし、家事や仕事に影響を与えるものもあります。

このような親の外見と生活の変化から、子どもたちは、病名はわからなくても、「親に何か心配なことが起きている」ことを感じとります。そして、思春期の子どもなら、親の変化について、本やインターネットなどで情報を集め、がんという病気の存在に気づくかもしれません。

そのような時、子どもは、ひとりだけ取り残されたような疎外感を感じ、何も話してくれない親への信頼感を失いかねません。これでは、子どもを守りたいという親の気持ちや愛情は伝わらず、親と子どものこころの距離が開いてしまいます。

そのようなこともあって、「家族の信頼関係を考慮して」「子どもの不安の軽減」「家族とともに治療を行う」などを理由に、子どもにがんという病気のことを伝える両親も増えてきています[(5)]。

(2) 親と子どもが困難な状況をともに乗り越えていく力を培う

両親が、「本当のことが言えなくて苦しい」「子どもからの質問に答えられなくて困る」「入院治療のために家を留守にすることをうまく説明できない」「子どもと遊んでいても喜べない」と相談にくることがあります。子どもに本当のことを伝えられない親のもどかしい気持ちや、(心身のエネルギーが不足し) 一緒に過ごすことをこころから喜べないつらさが、ひしひしと伝わってきます。

一方、子どもは、親の外見や生活の変化から「親に何か心配なことが起きている」と感じとり、「何か隠しごとをしているのではないか?」「よくないことが起こっているに違いない」と不安や恐怖を感じることがあります。また、「自分が悪いことをしたからだ」「いい子にしていればよくなるかもしれない」などと状況を誤解し、自分を責めてしまうこともあるようです。

子どもは、がんについて伝えられた直後は、泣いたり、戸惑ったりしても、しばらくすると協力的になったり、気づかいができるようになるとも報告されています[(2)]。となると、子どもにがんを伝えることは、不安や恐怖を与えるだけではないといえるでしょう。

ところで、がんになった親の子どもたちにとって、がんについて知ることは、特別な状況もあります。親には、がんという病気を体験しているからこその伝えにくさもあれば、体験者だからこそ伝えられることもあり、親だからこそ自分の子どもの気持ちや考えを気づかった伝え方を思いつくことができます。そして、事実を伝えることをきっかけに、お互いを気づかって伝えられなかった気持ちも伝え合うことになり、子どもたちが親とともに困難な状況を乗り越えていく力を培うきっかけにもなるようです。

2　子どもたちとともにあるために

(1) 子どもの持つ力をみなで支えていく

子どもは身のまわりで起こっている変化に敏感に気づき、大人の気持ちの変化を同じように感じとろうとします。そして、さまざまな出来事に向き合っている大人の姿をいつも見ています。年齢を重ねるにつれて、多くのものごとを知り、考え、感情を表現することを覚える成長過程は、親との密接なつながりのなかで進んでいくのです。

子どもは、自分ができることを見つけて、親に認められる安心感を求めます。それは、喜びの経験だけでなく、悲しい出来事の経験のなかにもあります。親ががんになったことを知ること、(治療のために) いつもとは違う親の様子は、子どもにとって大きな不安となり、恐怖にもなるかもしれません。しかし、知らされないことによって生じる不安にも、私たちは目を向け、子どもを孤独にさせないように気づかう必要があります。そのためには、子どもが発達に応じてものごとをどのようにとらえるのか大人がよく知っておくことが必要でしょう。

たとえば、幼児から小学校にあがる年代の子どもは、何かきっかけさえあれば、魔法のように親が元気になることを思い描くかもしれません。親や医療者が、わかりやすい言葉で子どもの理解を助け、不安を取り除いてあげることも必要となるでしょう。

一方、がんについて伝えたことによって子どもが変化することも心配しないといけません。「乱暴な行動を起こす」「大人のそばを離れない」「表情が乏しくなる」「ふさぎ込む」などの様子がみられたとしたら、心配はさらに大きくなるかもしれません。それでも、子どもの悲しみや不安の表現はさまざまであり、それらの多くは正常な反応とされています。もちろん、過剰に長く続く行動表現には注意が必要で、大人同様、それを乗り越えるための援助が必要です。子どもの様子について、医療者もともに見守り、必要なサポートを考えていきます。相談者として、周囲にいる大人、学校の先生の協力を得ることも、心強い味方となるでしょう。

子どもが得意とする絵や遊びなどのレクリエーションは、子どもが気持ちや不安を表す材料となることがあります。また、親が病気であることや、生と死について学べる絵本の活用もお勧めです。

(2) 親もケアの対象

日本でも、ほんの数十年前まで、がん＝「死」ないし「不治の病」として恐れられていました。自分ががんになったことは、子どもに限らず、周囲全般に対して極力知られたくないことでした。

がんは、現代医学をもってしても、「生死」に触れずに済む問題になったわけではなく、病状によってさまざまな心配や問題が生じます。したがって、自分自身ががんになった時、周囲からどのように思われるか心配する人は、少なくありません。同時に、社会生活を育んでいく子どもがそれによってどのような影響を受けるのか、心配になることでしょう。

病気について知りたいという子どもの欲求や不安が、「僕のお母さんはがんなんだってー」などという一見無邪気な言葉となって表現されることもあるようです。親として、患者さんは複雑な心境でしょう。子どもを通して、自分の病気がいろんな形で周囲に知られていくことは、多くの方の懸念となっています。ご本人がこれ以上知られたくないという境界線を引くことは、当然です。そこで、医療者や地域社会が親の抱える悩みを知り、サポートすることが必要になるわけです。

現代は、多くの情報が散乱する社会でもあります。まず適切な情報を取り入れながら、ご本人と配偶者、次に身近な家族、友人や職場などの周囲の人々が治療や療養生活について話し、そのうえで、子どもとどのように接していったらいいのか、みなで考えることができれば、とても心強く感じられることでしょう。もちろん、患者さん自身が知っていてもらいたいことや、そっとしておきたい気持ちも大切に考える必要があります。

また、親として強くなければいけないと、自身で思っている以上に頑張り過ぎてしまう患者さんがたくさんいます。がんの治療や諸症状は、ライフスタイルやライフイベントにさまざまな影響を及ぼし、通常の生活とがん治療を両立させることは容易ではありません。そのなかで、父親として・母親としての役割を果たそうとすることが、自分の支えともなる反面、時に負担としてのしかかることもあります。

私たちは医療者からすれば、いつも立派な親であり続けることのほうが心配です。誰もが親である前にひとりの人間として、病いやさまざまな諸事情から解放されたいという気持ちをあるがままに表現してよいのではないでしょうか。自分で抱え込むばかりでなく、ものによっては医療者に話したり、委ねてくだされればと思います。看護師をはじめ身近な医療者は、情報源、あるいは気持ちを整理するための資源だというくらいに考えみたらいかがでしょう。がんの治療のことだけでなく、子どもを含む家族や療養生活の支援を行うのが、現在のがん医療のあり方です。

3　子どもの発達段階に応じた伝え方

(1) 幼児期

乳がんの30代女性Ａさんは、手術から再発治療まで長期の闘病生活を続けていました。そのなかで、彼女と夫は、５歳の長女と３歳の長男に、がんであることを伝えることにしました。抗がん剤治療には入退院がともなう以上、Ａさんは、自分が家を離れることを子どもたちに知っておいてもらうことは、みずからの心配を軽減するためにも必要だと考えたのです。がんであることを伝えるとともに、Ａさんは子どもたちと「１日でも長く元気でいること」を約束しました。

Ａさんの入院が決まると、長女は、「死んじゃうの？」と幾度となく言葉にしました。Ａさんは戸惑いながらも、「死んでしまわないように、元気になるための入院だよ」と伝え、できるだけ子どもを不安にさせまいと言葉かけをしました。入院当日、長女は、「死」という言葉を口にし、母親の入院を泣いて嫌がり、Ａさんを動揺させましたが、母方祖母のもとに預けられると、子どもらしく遊んで過ごし、母親の退院を待つことができました。

一方、Ａさんは、抗がん剤投与後の吐き気やだるさが消えるまでの時間を静かにじっと耐えていました。十分な休息が必要でしたが、彼女は、家で待つ子どもたちのことを最優先に考え、いつも入院期間は最短としました。治療を重ねていくと、気持ちとは裏腹にからだがついてこず、自信を失くすこともありました。そのような時には、実母が子どもたちを連れて面会に訪れ、無邪気に甘える子どもとの触れ合いが心身のつらさを紛らわせました。ベッドサイドには、子どもたちが置いていった絵や工作が溢れ、Ａさんを励ましていました。子どもたちは、看護師には笑顔で帰っていきましたが、玄関での見送りの時は大泣きして、Ａさんからなかなか離れられず、大変だったそうです。夜になると、Ａさんの気持ちは沈みましたが、子どもたちに元気な顔を見せることを目標にして、入院生活を乗り越えることができました。

治療後２年が経過し、７歳になる長女は小学校に入学し、５歳の長男も保育園の年長に進みました。すると、長女は情緒不安定となることが多くなりました。黙り込み、かんしゃくを起こすかと思えば、突然「ママが死んじゃう気がする」と泣き出すなど、さまざまな不安のサインが認められました。Ａさんはできる限り、母として子どもと触れ合える時間を大切にしていました。しかし、長女の不安は時にＡさんを不安にしました。死が現実となるのではないかという恐怖感におしつぶされそうな夜が訪れるのです。

幼児期は、遊びや絵本、テレビなど、目にすること耳にすることからさまざまなことを覚え、吸収していく時期です。母親をはじめとした家族、周囲の人との関わりから、社会性や自主性を育んでいく時期でもあります。

母親との密なつながりを必要とするこの時期に母親と離れて過ごす不安や恐怖が、長女の「死んじゃうの？」という言葉や涙に表現されていたのかもしれません。このような場合、がんという病気について伝えられることは、どんな意味や影響を持つのでしょうか。

２年の経過からすると、一口に幼児期といっても、３歳と５歳ではかなり反応が異なるようです。長女は、何が起こっているのかを教えてもらうことで、「死」というものを実感したように見えます。しかし、そうでなくとも、

「１日でも長く元気でいる」という母親の約束は、言外に、母親の入院が子どもにとって恐怖すべきものだと伝えたかもしれません。つまり、がんについて子どもに伝えることが良いか悪いかといった形で対照実験的に考えるのは、視野を狭めるだけなのです。

小学校に入る頃には、よりものごとの理解ができるようになりますが、日常生活も変化し、母親から得られる安心をより必要とする時期でもあります。このような時に、突然入院が予定されたり体調が崩れたりすることで、母親を遠く感じることは、子どもを大きく揺さぶることでしょう。泣く、かんしゃくを起こす、黙り込むなどの行動は、強い不安や表現しきれない感情のサインです。「どんなことが心配？」と、サインの裏にある気持ちに目を向けてあげることが大切です。

子どもが恐い想像の世界に迷い込まないよう、子どもがイメージしやすい物語やおもちゃを説明に用いたりするのは、後述するCLIMB®プログラムにも取り入れられていることです。また、米国のMDアンダーソンがんセンターで用いられているKNITプログラムでは、「誰のせいでもない（Not Caused）」「がん（Cancer）という言葉を使うこと」「伝染しない（Not Catchy）」という３つの“C”を、幼児期からの子どもに伝える大切なポイントとしています。

一方、がんという病気や、「死」を含む話題について、がんである親自身も未知の不安に向き合っています。がんがどのような病気であり、どのような治療を行っているのか、なかなか伝えづらいこともあるでしょう。このような時は、子どもの理解に合わせた伝え方について、看護師をはじめとする医療者が一緒に考えたり、医療者が代わりにそれを伝えることもできます。

(2) 児童期

40代の女性Ｂさんは、大腸がんの手術後、肝臓への転移が見つかりました。主治医からは、抗がん剤による追加治療を勧められていましたが、彼女は抗がん剤による自身の外観の変化が受け入れられないと、追加治療は行わず、経過観察を続けていました。

Ｂさんには小学１年生の息子がいました。夫、長男、そしてＢさんの両親の５人で暮らしていましたが、外来受診はいつもＢさんひとりでした。いつものようにひとりで外来受診した際、たまたま患者サロンのポスターを目にしました。「がんの親を持つ子どもへの支援」というテーマだったために、Ｂさんは迷わず患者サロンに参加したそうです。

Ｂさんは、この日まで、がんの症状について子どもに話すことは考えなかったそうです。がんが再発しながらも、抗がん剤治療を受けないことが、今後どのような結末に至るのか、Ｂさんは想像できていました。しかし、今後予想される状況を子どもに伝えることは、子どもにとって悲しみを与え、子どもにつらい思いをさせてしまうだけだと考えていたのです。そのため、母親として、子どもには病状について話さないことにしていました。

しかし、その一方で、「本当に、子どもに何も知らせないままでよいのだろうか？」「子どもに真実を隠しているのはよくないのではないのか？」「嘘をつくのはいけないことだと子どもに教えながら、子どもに嘘をついている自分はよくない親なのではないだろうか？」と葛藤を抱いてもいました。

その日は、がんの親を持つ子どもへの支援をテーマに、患者さん同士の語り合いの場が設けられていました。サロンに参加したほかの患者さんは、「子どもにはすべて伝えている。はじめは動揺していたが、たくさん手伝ってくれるようになった。いろんなことが話せるようになったし、子どもがたくましくなった」など、Ｂさんとは異なった考えの方が多く、子どもに本当のことが話せない自分は、いけない母親なのだと自身を追いつめることになりました。看護師からは、病気について子どもに話すか否かは、結論を急がず、状況を見ながら一緒に考えていきましょうと言われました。

それ以降、Ｂさんは、外来受診のたびに30分から１時間ほど、看護外来で面談を重ねました。Ｂさんの病状は次第に悪化し、症状を緩和する目的で１週間ほどの入院を繰り返すようになりました。苦痛をともなう症状が出現すると、病気の進行下での死の意識と、病気が夢であってほしいという思いが交錯しました。いつかよくなるのではないかという希望を抱きつつも、子どもを悲しませたくない、子どもが不安定になったらどう対処すればいいのかわからないという思いから、子どもに対して病気の説明はできないままでした。悪いところを治してもらってくるとしか言わず、何度も入退院を繰り返すＢさんに、子どもは、「いつになったら病気がよくなるのか」と入院前日に泣いたり、熱を出すなど体調を崩すようになっていきました。

Ｂさんは、子どもの変化を感じ、自分が本当のことを話さなかったための反応なのだと、さらに自分を責めました。それと同時に、Ｂさん自身も、自分の体調の変化に気持ちがついていかず、からだのつらさに対し、自分の気持ちを保つことが精いっぱいでした。

入院後は、面会時に夫も何度か看護師と話すことができました。夫は、Ｂさんの治療を望んでいましたが、彼女の意思を尊重し、治療をしない妻の姿を見守っていました。しかし、Ｂさんの病状悪化を目の当たりにし、何とか治療をしてほしいと主治医に掛け合うようになりました。夫は、仕事に加えて、育児、Ｂさんの支援と精神的な負担が大きくなり、打開策を考えていました。治療を望まないＢさんと治療を望む夫の間で、子どもの話をする余裕はなく、子どもは置き去りにされました。

Ｂさんの退院が難しくなるなか、子どもへの病状説明の必要が高まり、面会にもきていなかった子どもへどのように説明するか、何度か看護師との面接がもたれました。最終的には、緩和ケア病棟への転院の日に、転院の説明と合わせて病状、および今後起こりうることを夫が子どもに説明することになりました。

Ｂさん夫婦のように、子どもを大切に思うがゆえに、悲しい情報を子どもに与えたくないという家族が、現実に多数派です。すべてを話せば、離別の時までにたくさんの準備ができることは理解できても、すべてを話すためには、自分自身の死、配偶者の死を受け入れなければならないからです。最後まで、がんに負けない、戦うという姿勢を闘病意欲に変えて治療に臨まれる患者さん、家族にとって、死を連想させる病状をお子さんに説明することは、難しい意思決定ではないでしょうか。

大変な思いで患者さんが旅立たれた後、最後まで戦った姿、子どもを大切に思うがゆえに生まれた葛藤などを、残されたお子さんにありのまま伝えられれば、患者さんとお子さんの大切な時間を、少しは取り戻せるのではないでしょうか。

Bさんのように児童期のお子さんへがんについて伝えるポイントは、児童期のお子さんはがんという言葉を聞いたことがあり、命にかかわる病気という認識も持っているということです。「死んじゃうの？」と訊くことも珍しくなく、がんや治療についても率直に質問してくるでしょう。「死なない」という約束ではなく、そうならないように治療を一生懸命受けていることを伝え、質問には誠実に、具体的に答えてあげましょう。治療の副作用によって髪が抜けたり、体調がすぐれないお父さんやお母さんの様子を見て、お子さんも自分も同じ体験をするのかと不安になってしまうこともあるでしょう。治療については、どのような治療を行うのか、予測される副作用、治療期間も伝えましょう。手術の傷跡も、お子さんに見せながら、「お医者さんがここからがんを取り出してくれたから、もうがんはいないはず」と話すことで、お子さんは安心できるでしょう。

可能であれば、病院に一緒にくることで、お父さんやお母さんがどこで何をしているかの理解も深められます。このように、病気や治療の内容、経過をオープンにし、お父さん、お母さんに起きていることを理解することで、お子さんの不安も少しずつ軽減されていくでしょう。

(3) 思春期

Cさん夫婦が緩和ケアセンターを訪れたのは、胃がんの診断を受け、抗がん剤治療を始めることが決まった時期でした。ふたりの相談内容は、「胃がんという病名や治療のことを高２の娘に伝えなくてはならないと思うが、どう伝えたらいいかわからない」というものでした。

Cさんは、心配の内容について具体的に訊ねられると、がんという病名を娘に伝えることでショックを与えてしまうこと、「治るよね？」と訊かれたらどう答えていいかわからないことが心配だと答えました。また、がんのことを考えるとまだまだ泣けてくる状態なので、娘の前で泣いてしまうのが怖いことや、母親として家事を十分にしてあげられなくなることのつらさも話しました。夫は、娘に「病気で検査中だから、病名がわかったら伝える」と話したところ、娘は「わかった」としか答えなかったこと、その後、夫婦の会話や電話に聞き耳を立てているのが気になると語りました。

そこで、がんという病気を伝えることの夫婦にとってのメリット・デメリットを整理してみるようアドバイスされました。そして、「治るの？」のような答えづらい反応をされた時は、Yes か No で返答するよりも、「治すための治療だから応援してもらいたい」と自分たちの気持ちを伝えること、思春期の子どもは自分なりの考えもあるため、相手の考えも聞きながら話すこともひとつの手だと伝えられました。また、治療中のＣさんが娘に込み入った話をすると疲れるので、まずは夫が代わりに伝え、頃合いをみてＣさんが話すのもよいと提案されました。

ふたりは結局、がんという病名を伝えることでショックを与えるのも困るが、ごまかし続けることで親子関係が損なわれることも心配だと、娘に病名を伝えることにしました。Ｃさんは、娘の前では絶対泣きたくないものの、泣かずに話す自信がなかったので、まずは夫が話すことにしたそうです。

夫は、Ｃさんの治療前日、夕食後にＣさんが席を立つのを見計らい、娘に、お母さんが胃がんと診断されたこと、治すために明日から抗がん剤治療を行う予定であることを伝えました。娘は、「なんとなくわかってた。だってお父さんがおじいちゃんに“がん”って話していたのが聞こえたから」とポツリとつぶやいたそうです。その返事に、夫は慌てつつも、自分たちもがんと聞いて冷静ではいられなかったこと、そんな状態では娘にうまく伝える自信がなかったこと、そして話すのが遅れて申し訳なかったと伝えました。すると娘は、「うん。少し遅くて心配した。今は、これ以上くわしく聞きたくない。だけど、これから聞きたいことや話がしたい時は、我慢しないからね」と腹立たしげに答えたそうです。その後、娘は部屋にこもり、休日は友人と外出することが増え、両親とは距離をとりたいかのようでした。しかし、食欲もあり、夜も眠れていたようなので、「我慢しない」と言った娘を尊重して、様子を見守りました。

Ｃさんは、抗がん剤治療を数回繰り返すうちに、食欲不振やだるさとの付き合い方に慣れ、気持ちも安定しました。ただ、指がしびれるため家事には不自由に感じていました。ある日、夕食の片づけをしていると娘がそばにきて、「手伝うよ。食器洗いは手につらいんでしょ？　本に書いてあったよ」と小声で話したそうです。Cさんは、嬉しくて泣いてしまいましたが、「ありがとう。助かるわ」としっかり伝えることができました。

このケースでは、親ががんであることが思春期の子どもに伝えられています。思春期の子どもは、夫婦の会話に聞き耳を立てたり、親の言動や生活の変化から、ごまかしや隠しごとを敏感に感じとってしまうことがあるようです。

そのような思春期の特徴を親も理解しており、伝えるほうがよいと考える方が多数です。ただ、伝える時期は、病状やご本人とご家族の気持ち、子どもさんの試験や部活などのイベントなどによっても左右されるため、状況に応じて医療者や学校の先生たちと相談して決めることをお勧めしています。

また、がんという真実を伝えた後、子どもが怒ったり、距離をとるようになってしまい、「どうしていいかわからない」「落ち込んでしまった」などの話を聞くこともあります。心配してしまうご両親のお気持ちはわかりますが、そうした子どもの反応は、自分なりの考えを持って行動したいという気持ちを尊重してもらえないことへの怒りであったり、親の前で落ち込んだり涙を流すことで親に心配をかけたくないといった思いによるものであったりし、自立心が芽生えた思春期には大事なものです。そのような反応により、自分の感情を整理し、自分にできることはないかと探すための時間にもなると思います。また、きょうだいで同じ反応をするとは限りませんが、どの反応が良いか悪いかではなく、個々のお子さんが自分なりに親のがんという真実と向き合うための反応ととらえるとよいようです。

思春期の子どもにがんのことを伝える時に知っておきたいことをまとめておきましょう。①思春期の子どもは、おおよそ真実を知りたがっています。②思春期の子どもは、ごまかしや隠しごとに敏感で、怒りを感じやすいものです。③思春期の子どもは、こころを強く揺さぶられると、平静を取り戻すべく、その原因となった不安や恐怖に対して、少し距離をとることがあります。④思春期の子どもは、大人からの自立を求めるため、自分の気持ちや考えを尊重してほしいと願います。⑤思春期の子どもは、家族以外の社会生活が大切で、友人と話すことで気持ちを整理できます。⑥思春期の子どもは、自分で情報を収集し、自分にできることを探す力を持っています。

4　CLIMB®プログラムについて

愛知県がんセンター中央病院では、がんの親を持つ子どもに対して、CLIMB®プログラムというサポートプログラムを行っています。これは、アメリカのThe Children's Treehouse Foundationが開発した、がんになった親の子どものためのサポートプログラムです。CLIMBとは、Children's Lives Include Moments of Bravery（子どもはいざというとき勇気を示す）の頭文字をとったものですが、木や山に登るという意味も掛けています。

CLIMB®プログラムは、心理療法ではなく、メンタルヘルスの増進という原則に基づいており、子どもの持っている力を引き出し、親の病気に対するストレスに対応していくための能力を高めることを目指しています。具体的には、以下の目標を掲げています。①子どもが親のがんにまつわる自分の感情を理解し、（自分自身に対して、またはケア提供者に対して）表現するための能力を高める。②周囲の人たちに感情を伝える方法を学ぶ。③感情に対処することを促進する。

親ががんになった子どもたちへ支援を行っているHope Treeのメンバーがアメリカでファシリテーター資格を取得した後、アメリカで開発されたプログラムをもとに、日本文化に合うよう工夫した日本版CLIMB®プログラムが作成されました。内容としては、小学生を対象に、クローズド・グループで６セッションを行います。各回のテーマや取り上げる感情、活動内容が設定されており、同年代の参加者が、活動をともにしながら、がんに関する正確な情報を得たり、自分の感情を表出し、それらへの対処方法を学びます。日本では2010年に東京で開始され、2013年には愛知県がんセンター中央病院を含め５つの施設で継続開催されています。

愛知県がんセンター中央病院では、夏休み、冬休みを利用して、CLIMB®

プログラムの縮小版 One Day Kid's Program も開催しています。これは、家族ががんの治療を受けている小学生を対象とした、1日完結型のプログラムで構成されています。CLIMB®プログラムから、がんについて学ぶというテーマにポイントを当て、お父さん、お母さんがどんな病院でどんな治療を受けているのか、病院探検をしながら、がんについて学んでいくプログラムです。

このように、がんについて子どもに情報を与えつつ、子ども自身がその情報に対して感情を整理し、自身で対処していく力を高めていけるよう支援する取り組みも行われています。開催の詳細については、当院のホームページからご確認いただけます。　（柴田亜弥子、井上さよ子、深谷恭子）

Box. 5

1．2人に1人ががんになる時代となり、がんの問題は大人だけの問題ではなくなりました。

2．がんを子どもに伝えることは、親と子のオープンなコミュニケーションと、子どもが親とともに困難な状況に乗り越えていく力を培う機会となります。

3．子どもの発達段階に応じた伝え方を参考にしましょう。

- すべての発達段階において、"誰のせいでもない（Not Caused）" "がん（Cancer）という言葉を使うこと" "伝染しない（Not Catchy）" という3つの "C" を子どもに伝えることはよいそうです。
- 幼児期では、泣く、かんしゃくを起こす、黙り込むといった形で不安や表現しきれない感情のサインを示します。「どんなことが心配？」と、サインの裏にある気持ちに目を向けながら伝えましょう。
- 児童期では、がんは命にかかわる病気という認識を持つようになります。「死んじゃうの？」と訊くことも珍しくないようです。「死なない」という約束ではなく、そうならないように治療を一生懸命受けていることを伝え、がんや治療についての質問にも誠実に、具体的に答えてあげましょう。
- 思春期では、自立心が芽生え、おおよそ真実を知りたがっています。真実を知ったのちの不安や恐怖に対して、少し距離をとることで平静を取り戻そうとするようですが、子どもの気持ちや考えを尊重して話しましょう。

第6章

ホスピス・在宅ケアについて何を知っておくべきか？

最近では、「就活」ではなく「終活」がメディアで取り上げられることが増えています。人生の終わりに備えて遺影を撮ったり、自分の葬儀をプロデュースしたり、生前葬をしたりと、ちょっとしたブームになっていますが、人は生まれた以上、死ぬのが道理であり、前もっていろいろ考えておくことは、悪いことではありません。

がんでなくとも、不慮の事故で入院したり、心筋梗塞や脳血管疾患で急に入院し、それがもとで近い将来死ぬことが避けられない状況になったら、あなたはどこで、どのように生活していきたいですか？　もしも自分で自分の意思が伝えられない状況になった時、誰に、どうしてほしいでしょう？

まず考えておきたいことは、自分の人生の終盤をどう生きたいか、誰とどこで過ごしたいか、そしてそれを家族に伝えているかどうかということです。あなたの基本的人生観によって、どこで過ごすかということは変わってきます。そして、どこで過ごしたいかによって、知っておくべきことも異なるのです。

1　どう生きたいかによって、選ぶ場所が変わる

家族とできるだけ一緒にいたい。慣れ親しんだ家にずっといたい。緩和ケア病棟・ホスピス（以下、緩和ケア病棟）でからだとこころの緩和ケアを受けたい。最後まで積極的にがん治療を受けたい。がん治療と生活の質については、さまざまな価値観があります。いくつか例をあげてみましょう。

Ａさんは、夫と小学校高学年の娘との３人家族。同じ市内に実父がいます。夫は出張の多い仕事で、家事・子育ては主にＡさんがしていました。抗がん剤治療も、娘が学校にいる間に終わるよう外来受診時間を調整し、娘の帰宅時にはできるだけ家にいるようにしていました。

病状が進み、いよいよ抗がん剤治療も難しくなった時、Ａさんの希望は、できるだけ家にいて、少しでも長く娘と過ごすことでした。しかし、自分が動けなくなった時に介護者となるのは夫と父親のみであり、最後まで家で過ごすことは難しいと感じていました。また、急に体調が悪くなって家で倒れた時に、学校から帰ってきた娘が倒れている自分を発見する事態だけは、なんとしても避けたいと思っていました。そこで、Ａさんが考えたのは、在宅ケアで訪問の医師と看護師のケアを受けながらできるだけ家で家族と過ごすことと、動けなくなった時には娘が学校帰りに寄れる近所の病院に入院することでした。

Ｂさんは、夫とふたり暮らし。夫婦で町工場を経営。病気になってからは、主に経理を担当し、２泊３日の入院で化学療法を続けています。病状の悪化後も、処置や治療で一般病棟への入退院を繰り返しながら、自宅で過ごしています。この先も夫の仕事を助けるためにできるだけ家で過ごしたいと考えていますが、亡くなるのは病院で、という希望があります。

Ｃさんは、妻とふたり暮らし。転勤で当地に在住しており、仕事をしながらがん治療をしています。独立した子どもふたりは出身県在住。さまざまな治療

をしてきたなか、定年退職となりました。

長い間治療してきた病院で、慣れた医師や看護師に最後まで世話になりたいという気持ちがある一方、出身県には家もあるのに退職後も当地でマンションの賃貸料を払い続けることも気になります。継続中の治療は標準治療であり、全国どこでも受けられるものです。奥さんと相談し、出身県で家に一番近い、がん診療連携拠点病院を探しました。病院は２か所あり、そのうちのひとつには緩和ケア病棟もありました。Ｃさんは、最後は緩和ケア病棟と考えていたため、緩和ケア病棟のある病院へ治療の場を移しました。

Ｄさんは、妻とふたり暮らしの高齢の男性。子どもふたりは同市内にそれぞれ家庭を持っています。酒好きで、大画面で映画のDVDを観たいＤさんは、自由の少ない病院ではなく、可能な限り家にいて、できれば家で死にたいと思っています。一方で、妻はリウマチを患っており、ふたりで生活することが難しくなってきていました。子どもたちには迷惑をかけたくないと考えています。そこで、病院より好きなことができ、いざとなったら訪問にもきてもらえ、看取りもできる介護つきマンションに引っ越すことにしました。

Ｅさんは、女性ひとり暮らし。夫を緩和ケア病棟で看取っており、自分も同じケアを受けたいと希望していました。彼女は、兄弟も高齢であり、ひとり娘も遠方に嫁いでいるため、娘の家の近くの緩和ケア病棟と自宅の近くの緩和ケア病棟の２か所を見学しました。どちらも好印象でしたが、家の整理などもしたく、体調のよい時は外泊や退院もしたいので、家の近くの緩和ケア病棟を選びました。

Ｆさんは、妻とふたり暮らしで、スープの冷めない距離に娘家族（娘夫婦と孫ふたり）がいます。抗がん剤治療も難しくなった時、最後まで家で過ごしたいと家族に打ち明けました。妻は最初戸惑い、できるかどうか自信がないと悩んでおられましたが、娘さんが協力を申し出てくれ、入院中の病棟の看護師に相談がありました。さっそく介護保険を申請し、病院の退院調整室（病院によって名称は異なります）に連絡し、退院調整看護師と面談をしました。近所で看取りまででき、医師が往診可能で24時間対応の訪問看護ステーションを紹介されました。退院前に訪問の医師、訪問看護師、入院病棟の看護師、主治医、ご本人と奥さんも一緒に退院前カンファレンスを開き、心配なことの相談や訪問時間の調整などをして、最後の時を家族とともに暮らすために家に帰りました。

以上のように、人それぞれの価値観、家族の状況によりさまざまな選択肢があります。最後の大切な時間を過ごす場所は、患者さんの希望を第一に選ぶことが重要です。

2　緩和ケア病棟・ホスピスについて知っておくべきこと

緩和ケア病棟に入院できる患者さんは、がんの進行にともなう症状があり、がんを治すことを目的とした治療（抗がん剤やホルモン療法、放射線治療や手術による治療など）が困難となったり、これらの治療を希望しない方を主な対象としています。

がんを治すことを目的とした治療をしないということで、「何の治療もしてもらえないところ」「死ぬのを待つところ」という誤ったイメージを持っている方も少なくありません。しかし根治が難しい場合にも、不快な症状を楽にしたり、体調を整えたりする治療はできます*。症状の緩和のための治療を入院して重点的に行う場所が、緩和ケア病棟です。

(1) 一般病棟と緩和ケア病棟・ホスピスはどこが違うのか？

緩和ケア病棟は、苦痛の緩和を積極的に行う以外にも、一般病棟との違いがいろいろありますので、まとめておきましょう。

＊　キュアCureとケアCareという言葉を聞かれたことがあるでしょう。病気を根本的に治そうとするのが前者で、根本的には無理だとしても患者さんのＱＯＬを少しでも維持すべく医学的処置を施すことが後者です。緩和医療というよりも緩和ケアと呼ばれるようになったのは、後者における援助が医療の枠よりも広いものだからです。

①苦痛をともなう検査や処置が少ない

緩和ケア病棟では、検査や処置をしないというイメージを持っている方も多いですが、まったくしないわけではありません。苦痛をともなうものは必要最小限で行い、医学的な必要性を優先するのではなく、患者さんや家族と相談しながら行っています。

②患者さんの希望を支えるケアを提供

患者さんそれぞれ希望は違いますが、苦痛な症状が緩和された時に、いろいろな希望が出てきます。緩和ケア病棟の患者さんは、家に帰りたい、親子で川の字になって寝たい、湯船につかりたい、息子のつくる中華料理が食べたい、コンサートへ行きたい、息子の働く姿を見に行きたい、(居酒屋を経営されていた方が) お客さんにもう一度料理を振る舞いたい、ペットの犬に会いたい、晩酌がしたい、結婚記念日を祝いたい、娘の花嫁衣装が見たいなど、ここにはとても書ききれないさまざまな希望を持っています。スタッフは、これらをキャッチした時に、どうしたら希望がかなえられるか家族と話し合い、実現可能な形で実行できるよう支援します。

③患者さんや家族がくつろげる場所があること

どの緩和ケア病棟でも広いデイルームが設けられています。各施設は工夫をこらして、患者さんや家族がくつろぐことができるスペースを用意しています。金魚やメダカなどが飼われていたり、カラオケ器具が設置されていたり、ピアノがあったり、座りやすいソファがあったり、家族で集まって食事ができるテーブルセットがあるところもあります。施設によっては、庭に出ることができたり、広いベランダや花壇など外に出やすい工夫がされたりしています。

④キッチンがある

どの緩和ケア病棟でもキッチンがついています。患者さん、家族が一緒に料理ができたり、病院の食事ではなく、家族が家庭の味を再現できるようになっています。

⑤面会時間の制限があまりない

家族や大切な方々が面会できるように、面会時間に制限のない施設が多くあります。ペットに面会制限がないところも多いようです。病棟が、母体の病院と同じ建物内にあるのか、同じ敷地のなかにはあっても独立形なのかなど条件が違いますので、見学に行った時などに確かめてみるとよいでしょう。

⑥家族のための設備があること

病室は個室の場合が多く、たいてい家族が患者さんのそばで宿泊できる工夫がされています。病棟内には、家族が休める控室が準備されています。家族が入浴できる浴室を備えているところも多いようです。

(2) 緩和ケア病棟に入るにはどんな準備が必要か？

まず、家の近所にはどこにどのような施設があるか調べる必要があります。現在かかっている病院ががん診療連携拠点病院であれば、全国どこでもがん相談支援センターという部署がありますし、それ以外の病院でも相談センターや病診連携室、患者相談室などの相談機関が存在します。まずは、かかりつけの病院の相談窓口で近くにどのような緩和ケア病棟があるか調べてもらいましょう。自分で調べる場合は、特定非営利活動法人日本ホスピス緩和ケア協会（http://www.hpcj.org/uses/pcumap.html）やがん情報サービス（http://hospdb.ganjoho.jp/kyoten/）から検索できます（このがん情報サービスでは、全国のがん相談支援センターも探すことができます）。

次に、行きたい施設の候補があがったら、申し込みをします。各施設によって申し込みの方法は違い、患者さんや家族が直接申し込む施設、現在かかっている病院から申し込む施設があります。また、各施設への申し込み用紙、主治医からの手紙やCTなどの画像データなど、施設ごとに必要なものがあります。これらの準備も相談窓口で教えてもらえます。まずは、まわりの看護師、主治医に相談してください。それぞれの病院、地域に合った方法を教えてくれます。

申し込みの後は、どの病院もたいてい入院前に外来受診が必要です。その際に、実際の病棟の見学ができる場合が多いです。私が緩和ケア病棟で働いていた時、ある患者さんが見学時に、こう言いました。「マンションを借りるにも、自分で見に行くでしょ。これから自分が過ごすところなのに見ないで決めるなんて、ムリよ〜（笑）。ここが３か所目なのよ」。まったくその通りです。それぞれ人によって印象もフィーリングも違いますから、受診は家族だけでも可能ですが、できるなら患者さんも一緒がよいでしょう。

(3) 費用はどのくらいかかるのか？

厚生労働省から「緩和ケア病棟」として承認を受けた病棟に入院して緩和ケアを受ける場合、平成26（2014）年度診療報酬では、入院30日以内の場合は49,260円、31日以上60日以内の場合は44,120円、61日以上の場合は33,840円が、１日あたりの医療費になります。医療保険の適応になりますので、この３割ないし１割を負担することになります。

医療保険適用の費用は高額療養費制度の対象となりますので、一定額を超えた費用は返金されます。限度額適用認定証を使用すれば、はじめから一定額のみを支払えばよいので、各施設にお問い合わせください。そのほか、食事療養費や差額ベッド代など、医療保険適応外の費用がかかります。

3　在宅ケアについて知っておくべきこと

目に見えるハードはないのですが、その患者さん・家族に合わせて、住んでいる地域の人的資源や社会資源を活用して家でケアを受けるのが在宅ケアです。多くの患者さんにとって、自宅は安心してリラックスできる場所です。病院で受けている治療を自宅ではできないと考えている方が多いのですが、この５年くらいの間に訪問看護、在宅専門の医師も増えてきました。

点滴は町の調剤薬局が用意できるようになり、家まで配達してくれたり、宅急便で送ってくれたりします。点滴のポンプなど、在宅で使用する機材のレンタルもできます。介護保険を使ってのベッドのレンタル、ヘルパーさんの派遣など、使うためには条件もありますが、在宅で使える資源が増えてきました。その人、その人に合った資源、方法をオーダーメードで整えていくイメージです。

訪問診療医や訪問看護師を頼んで、自宅での緩和ケアを選んでも、病院とのつながりが完全になくなってしまうわけではありません。訪問の医師を通じて、病院の担当医や緩和ケアチームと連携していく場合が多いのです。どうしても病院で行わなくてはいけない処置などがあれば、その処置を病院で行う場合もあります。

自宅で緩和ケアを行うとなると、「大変だ」と感じる家族も多いでしょう。しかし、実際に行っている人の話を聞くと、「自分のペースで生活ができる」「好きなものが好きな時に食べられる」「毎日病院に行くことが大変だったけど、その時間を使わなくてよくなった」「病院でどうしているかな、今夜は寝られたかな、と心配することがなくなった」「病院への移動が大変だったけど、移動がなくなって楽になった」など、プラス面の声も聞きます。

病院との最大の違い、そして家に帰る前にみなさんが心配するのが、「何かあった場合にどうしよう……」ということです。病院では、ナースコールを押せば、看護師が部屋にきて対処します。家ではどうでしょうか？　家でも、そこは同じです。最近の訪問看護はたいてい24時間対応です。ナースコールのようにすぐにきてもらうことは難しくても、電話相談があり、必要な場合は夜間でも訪問してもらえます。

(1) 在宅医や訪問看護師、薬剤師などを見つける方法

病院によって違いがありますが、相談支援センターや医療相談窓口、退院支援室などがあり、看護師やソーシャルワーカーが相談に乗ってくれるでしょう。まずは担当の医師や看護師に相談してください。自分で探す場合は、日本ホスピス・在宅ケア研究会（http://www2.toshiseikatsu.net/hospice/modules/groupmanager/）、末期がんの方の在宅ケアデーターベース（http://www.homehospice.jp/）、WAMNET（http://www.wam.go.jp/content/wamnet/pcpub/top/）などがあります。

入院中に在宅医療の手配をしてもらうと、退院前カンファレンスが開かれる場合が多くあります。そこで、患者さん・家族と病院のスタッフ、在宅の医師、訪問看護師、薬剤師、ケアマネージャーなど、その患者さんに関わる病院と在宅両方のスタッフを交えて、今後どのように過ごすか、訪問時間や

予定をどうするか、どんなことに今困っているか、それをどう工夫するかなどが話し合われます。家に帰って不安なことなどはここで話し合い、家に帰る前に工夫ができるよう調整します。

(2) 介護保険と在宅の費用について

①介護保険

在宅ケアでは、介護保険が利用できる場合があります。65歳以上の第1号被保険者の場合は、がん疾患でも、要介護認定を受け、要支援から要介護5までの状態に認定されれば、介護保険サービスが受けられます。2006年4月からは、(「医師が一般に認められている医学的知見に基づき回復の見込みがない状態に至ったと判断したものに限る」という条件がつきますが) がん［がん末期］が介護保険制度の特定疾病に加えられたので、40～64歳の第2号被保険者でも、介護保険サービスが受けられるようになりました。

介護保険は、本人もしくは家族が最寄りの区役所等に申請に行き、区役所などから訪問調査を受け、主治医意見書もあわせて審査を受け、やっと申請が下りる仕組みになっており、申請から1か月程度かかる場合が多いです。そのため、在宅ケアを考えた場合、介護保険の申請は早めに行うことがコツです。

②費用

訪問診療にかかる医療費は、訪問診療を行う病院や診療所に支払う診療料、医学管理料などの医療費の自己負担分、処方箋薬局で支払う薬代等です。

訪問看護にかかる医療費は、管理療養費、基本療養費に加え、難病等複数回訪問加算、24時間対応体制加算などの状態に応じた加算が医療保険適用として算定されます。医師や看護師が訪問して行うケアには医療保険が適用されます。訪問看護は介護保険適用となる場合もあります。それ以外に、衛生材料費や交通費など保険適用外の費用も必要となることがあります。

医療保険適用の費用は、高額療養費制度の対象となりますので、一定額を超えた費用は返金されます。訪問看護も、医療保険での利用であれば高額医療費の合計対象となることがあります。在宅では、患者さんごとに、受ける

表6-1　訪問看護の概算費用例（管理療養費、基本療養費のみで算定）
（緩和ケア. net より）

	1回／日 週3回訪問	1回／日 週5回訪問	2回／日 週5回訪問
3割負担の方	36,000円程度	51,000円程度	84,000円程度
1割負担の方	12,000円程度	17,000円程度	28,000円程度

・訪問看護は介護保険適用となる場合もあります。また、衛生材料費や交通費など医療保険適用外の費用は別途必要となります。
・上記は概算となります。くわしくは、ご利用される訪問看護ステーションにお訊ねください。

ケアの内容と、医療保険なのか介護保険なのか、1日何回の訪問なのか、週に何日きてもらうのかによって費用が変わってきます。実際いくらになるのか、訪問診療の医師、訪問看護師に訊ねてください。

表6-1に、医療保険の訪問看護の目安を示します。

4　シシリー・ソンダースをご存知ですか？

愛知県がんセンター中央病院緩和ケアセンターの壁には、シシリー・ソンダース（Cicely Saunders）の油絵のポートレイトと、彼女がはじめてトータルペインについて述べた1964年の論考のコピーが貼ってあります。初心を忘れないようにというセンター長（小森）のアイデアです。

ソンダースは、「近代ホスピス」を作り上げた人です。彼女がいなければ緩和ケアはなかった、といえば誇張になるでしょうが、少なくともホスピスは今とは違った形になったでしょうし、その時期もずっと遅れたはずです。死にゆく人のケアにおいて有名なマザー・テレサやエリザベス・キューブラー・ロスに比べて、ソンダースの真髄はなかなか理解されにくいようです。

彼女は、2005年7月14日に87歳で他界しました。2015年の日本緩和医療学会では、小森が「精神腫瘍医の読んだシシリー・ソンダース」と題して講演をしました。たしかに、私たちは現在、ソンダースが何をしたかったのか、さらにどこへ向かっていたのかをよく考えてみるべき時期にきているのかもしれません。その講演の抄録を引用することで、本章を終わりにしたいと思います。

人は恋をするのではなく恋に落ちるのだという。職業的翻訳家ではない者の翻訳もそれと同じだ。Cicely Saunders: Selected Writings 1958-2004, With an introduction by David Clark, Oxford University Press, 2006の抄訳を決めたのは、2014年の６月。バイオサイコソーシャル（BPS）本のゲラをチェックしながら、痛みのBPSとトータルペインはどう違うのか妙に気になったからだ。要素の数がひとつ違うことくらいは小学生でもわかるが、バイオサイコソーシャルスピリチュアル・モデルとしたところで一件落着というわけにもいかない。その成り立ちやら目的においてどこか大きな違いがあるのではないかと感じたのである。

トータルペイン概念は、いつ、どこで、どのようにして確立したのか？　痛みのBPSとは何か？　トータルペインを図式化したのは誰か？　トータルペインのスピリチュアルとは何か？　ソンダースのいかなる人生経験がトータルペインを生み出したのか？　フランクルはスピリチュアリティをどのように理解していたのか？

ミステリーもどきの質問群を前にして、翻訳以外、私にはなす術はなかったが、そうしたところで、問はさらに増えるだけのことであった。トータルペインのレベル分けに対する1966年と1978年の論考における相違は、BPSモデルの影響なのか？　ジョージ・エンゲルとソンダースに相互交渉はあったのか？　スピリチュアリティは、ほかの３つの要素と横並びになるのか、それともほかの３つとは論理階型の異なるものとされるべきなのか？　健康概念へのスピリチュアリティ導入でWHOが紛糾し進展の目処もないのを尻目に、なぜに緩和ケアだけが医療においてスピリチュアリティを語ることが許されているのか？　そもそも、なぜソンダース論文集は翻訳されていないのか？

緩和ケア自体がソンダースとポーランド系ユダヤ人であるデイヴィッド・タスマの恋に始まり、「すべてのものごとは問いのあとで変わる」がユダヤの伝統である以上、こんな切り口も悪くないのではなかろうか。

（新田都子）

Box. 6

1. 家族が人生の終盤をどう生きたいと考えているか、知っていますか？　家族のなかで話し合ってみましょう。
2. どう生きたいかによって、選ぶ場所が違ってきます。患者さんの価値観、家族の条件によってさまざまな選択肢があります。
3. 緩和ケア病棟・ホスピスと一般病棟との違いを知りましょう。そこに入るための準備についても知っておきましょう。
4. 在宅でケアを受ける場合、自分の地域にどのような資源があるのかを知りましょう。何をどのように組み合わせていくのか、まわりの医療者に相談しましょう。
5. どこを選ぶにしても、病院の看護師やソーシャルワーカー、医師がアドバイスをくれ、手伝ってくれます。どの病院にも相談部門があるので訪ねてみましょう。

第2部　特別講義

第7章

外在化

問題を人や人間関係の外におくこと

精神腫瘍学 Psycho-Oncology という学問領域があります。緩和ケアチームなどで働く精神科医が拠って立つところであり、その名の通り、精神と腫瘍の相互作用について研究するものです。しかし、精神現象が腫瘍の発生、増殖、予防などに影響するよりも、がんを病むことが精神に影響を及ぼすことのほうが圧倒的に多いわけです。また、精神現象、とくに、気持ちのつらさにおいては、不安よりも抑うつが重篤な問題だと考えられています。

心理的援助において新しい見方を作り上げるために、「外在化」という会話の仕方があります。それは、「問題が問題なのであって、人間やその人間関係が問題なのではない」（ホワイト、エプストン『物語としての家族[3]』61頁）という治療公理に簡潔に表現されています。

抗うつ薬を３か月のんで治るうつ病は、いいでしょう。しかし、それが慢性化したとしたら？　この公理がピンとこない治療者との治療は（どんなアプローチであれ）、患者さんにとってつらいものとなるでしょう。なぜか？うつ病が長引けば、問題と患者さんの性格傾向との境界がはっきりしなくなるからです。極端な場合、症状が悪意と解釈されることさえあります。そう

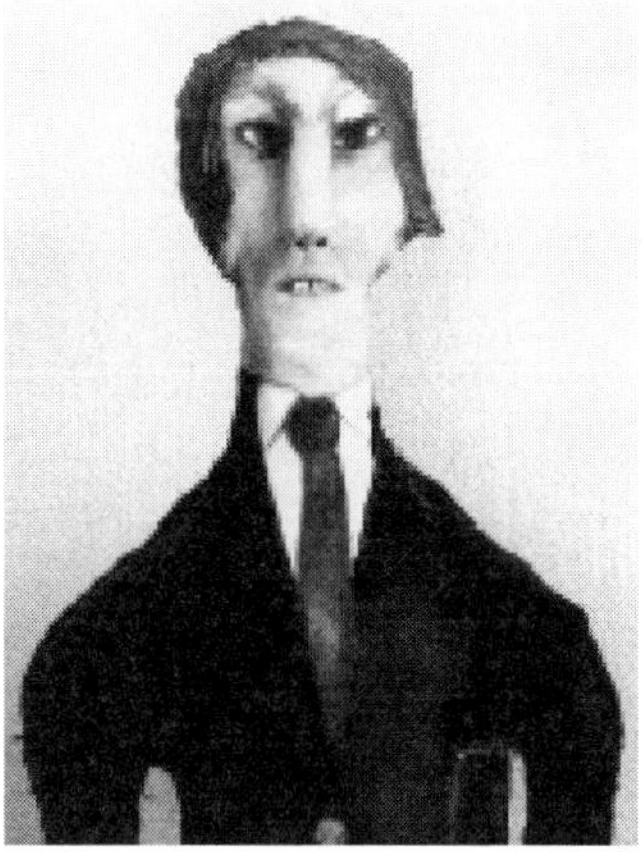
わたしが、ムッシュ・デプレです。

なれば、治療は視野狭窄に陥り、リハビリも進みません。ですから、絶えず、問題と患者さんを分けて考える習慣が大切なのです。

たとえば、「うつ病＝Depression」を「ムッシュ・デプレ」と擬人化してみましょう。わざわざこんな人形劇を提供するのは、問題の定義において遊びごころを加味し、患者さんとご家族、そして医療従事者が、問題に対して、これまでにない革新的な共同戦線を張れればと思うからです。患者さんやご家族の勉強会などで上演した後、第２幕での抵抗エピソードを患者さん自身やご家族から収集し、それを次回の上演に盛り込めると理想的です。新任スタッフや学生などの教育用、そして患者さんやご家族へのパンフレットとしても利用可能です。

1　ムッシュ・デプレに訊く

第1幕　ムッシュ・デプレはどのように成功してきたのか

精神科医（以下１）：みなさん。ムッシュ・デプレ公開インタビューにようこそお集まりくださいました。本日は、うつ病というものについてご本人からいろいろお話をうかがう予定です。はじめまして、私、インタビューをさせていただく精神科医の小森と申します。

ムッシュ・デプレ（以下２）：わたしが、ムッシュ・デプレです。

１：今日は、黒づくめのお衣装ですね。とてもお似合いですよ。

２：めるしー・ぼくう。しかし、こころのなかじゃ、わたしそのものの暗さだとでも思ってるんだろ？

１：そんなふうにおっしゃらないでください。黒は、神秘的なあなたにぴったりで、インタビュアーとして思わず力が入りますよ。

2：（満更でもない顔で）そうか、まあよい。ところで、日本でのわたしの勢力について、おまえたち精神科医はどう感じているのかね？

1：すさまじいのひと言です。100万人以上の人々があなたの支配下にいるのです。今日は是非とも、あなたのお仕事の核心に迫りたいものです。

2：まあ、企業秘密でなければ、できる限り話してやろう。どうせ、おまえたちが、わたしをなんとかしようとしても、とうてい不可能だからな。

1：ご協力ありがとうございます。では、本題に入らせていただきましょう。ムッシュ・デプレ、あなたは、いわゆるうつ病の患者さんたちの人生に大きな影響力を誇ってみえますが、患者さん自身をどのように変えるのですか？

2：無粋な！　いかにも単刀直入だねえ、まあいいだろう。まず手はじめに、夜、眠れないようにするんだ。現代人は忙しいからねえ、明日は何するこれするって予定が一杯だろ？　なのに眠れないとなったら、あせって余計眠れないというわけさ。そうこうしているあいだに食欲も減らしてやるんだ。眠れなくて、食欲がなくなれば、疲れやすくなり、からだはだるく、気力も出なくなるのは当然だろ？　結局、なんとかしようとあがいているうちにエネルギーは消耗し、自分でも気づかないうちに、うつっぽくなるんだ。どうだ、恐ろしいだろう！　わたしは何も、力づくで仕事をするわけじゃない。人間どもの反応をちゃんと計算に入れてやっているのさ。日本には柔道や合気道というものがあるだろう？　あれだよ。おっと、何でこんなことまでわたしは喋っているんだ？

1：さすが日本通でもいらっしゃる。では、患者さんの感情は、どのように変えるのですか？

2：さっそく、わたしの本質に迫ろうというわけだね。ポイントはふたつだ。わが名の通り、気分を沈ませ、憂うつにし、落ち込ませることがひとつ。もうひとつは、何をしてもつまらなく、何ごとにも興味が持てなくさせることだ。このようなイメージ通りの意気消沈路線とは逆に、イライラしてじっとしていられなくさせたりもする。男性の場合など、酒の量がぐんと増えて、暴力に及ぶこともあるから、わたしの勢力を伸ばすのに役立つねえ。患者が暴力をふるえば、家族の気持ちは患者から離れていくからねえ。
1：では、患者さんの考えにはどんな邪魔を？
2：ものごとを決められないようにする。集中力をどんと下げてやるのさ。本も読めない、テレビも見られないくらいにね。そうなれば、わたしに対して理論武装もできまい。自分には価値がないとか、周りに迷惑をかけていると強く感じさせたりもする。
1：そうですか、いろいろな手で患者さんの考えや感情を乱すことができるのですね。ところで、患者さんも自分なりにそういったことに対処しようと工夫するものですが、それはどうなさるのですか？
2：そんな工夫をする奴には、パニック発作なんかでビビらせてやるよ。そうすれば、自分で対処法を考えたりしなくなるからね。薬をのめばよくなるというのは、はじめのうちだけだ。治療の後半、リハビリでは、患者自身の積極性が求められる。そこがうまくいかないよう、先手を打っておくんだよ。ああ、うれしいね。最後に、奥の手として、もう楽になりたい、つまり死にたいという気持ちにもさせるんだ。
1：それは恐ろしいですね。ところで、患者さんの人間関係は、どのように変えるのですか？
2：いいか、わたしのすごさは、さっきも言ったように、わたしが人間たちの行動パターンを熟知しているところだ。人間関係など、変えるまでもない。もしもあんたの友だちが暗い顔をしていたら、どうするかね？
1：そりゃ、どうしたのかと訊きますよ。
2：そうだろう。ご本人は自分が他人から見てもわかるほど落ち込んでいたのかと、まずガックリくるね。そのうえ最後は、「頑張ってね！」のひと言だ。その時点で、ご本人はもう十分頑張っているんだよ。なのに、そんなこと言われたら、「自分は頑張りが足りないんだろうか？　自分は人間的に弱いか、どこか欠陥があるんじゃないか？」と思い悩む。どうだ、なかなかいいシナリオだろ？　そうなると、人とは会いたくなくなるのさ。家族と同居している場合、家族が患者のことをナマケモノだとかグウタラだと言ってくれると、ありがたいね。そんな家族は、わたしの完全な支配下にいるわけだ。

1：家族の無理解までもが、あなたの手下だったのですね。さて、あなたが患者さんから人生を奪おうとする時にあなたの使われる罠……。

2：わーなー？（強く反感を表明）

1：いえ、その、戦略とかテクニックというものについてお話し願えませんか？

2：まあ、いいだろう。あんたがた月並みな人間に限って、わたしがやるような見事な技術をみると、やっかみ半分にいろいろ言うもんだ。わたしの最も信頼するテクニックは、マイナス思考だ。おまえは喉がカラカラで、水はコップに半分。さて、「まだ半分水が残っている」と考えるか、「もう半分しかない」と考えるか。もちろん後者がマイナス思考だ。現実は同じだが、解釈が違う。こいつは、非常にリアルだ。あんたがたのようなへぼ医者の説得なんて、目じゃないね。

1：なんと辛辣な！

2：ふふふ、そうだろう（かなり得意気）。思考は感情を左右する。ただし、粘り強い思考にはかなわない。たとえば、わたしも四六時中同じ勢いで責めるわけじゃない。だから、患者の対処法次第で、私を追い払えることは、毎日の生活をちょっと振り返ればわかることなんだ。

第２幕　ムッシュ・デプレはどのように失敗していくのか

1：なんだ、そうだったのか！　あなたがマイナス思考を使って患者さんを惑わせる時、患者さんのなかには、たとえば散歩に出たら気分転換になると気づいて、マイナス思考がやってくると外へ出て、その手に乗らない人がいます。あれは、患者さんの自前の対処法だったんですね？

2：ああ、苦々しい！　ほかにも、音楽を聴くと、マイナス思考から逃れられたり、こころが落ちつくって言う奴もいる。アップルがiPodなんか作るからいけないんだ。認知の問題には、行動レベルで介入するのが一番正しいなんて、患者には絶対教えないでくれよ。

1：もちろん伝えますよ。こういう話もよく聞きます。あなたが患者さんを暗い過去で押し潰そうとする時、患者さんのなかには、うつにも晴れ間があることをあらためて認識する人がいます。そして、それが一度認識されると、ほかにもいくつか思い出すのです。

2：ああ、そのくらい知っているよ。患者にはみずからの失敗の歴史にどっぷり浸かっていてほしい。持ち前の真面目さを大いに利用してな。あの時、ああしなければよかったと後悔の海に溺れてほしいんだよ。ところが、あれは偶然だったとか、みずからを情状酌量する奴がいる。揚げ句の果てに、未来に目を向ける者までいる。未来に希望をつなぐなど、とんでもないことだ！

1：「未来に希望をつなぐ」、素敵な言葉ですね。あなたの支配は、大方成功していますが、完全というわけではありませんね。たとえば、あなたの気配を感じて、病院を受診する人がたくさんいます。

2：誰でも、完全というわけにはいかないからね。あれは、いまいましいと思っているよ。製薬会社の「うつはこころの風邪」とかいうCMは、あまりにもわたしを過小評価しておる。名誉毀損で訴えてやりたい。精神科のクリニックも雨後のタケノコ、もうちょっと敷居は高くあるべきじゃないかね、まったく。わたしは理解に苦しむよ。

1：そうですか、あなたほどの方でも支配しきれないところはあるわけですね。ところで、あなたは女性がお好きだと聞いていますが、本当ですか？

2：ああ、その通りだ。これでも、わたしもまだ男だからね。わたしの支配下にいる女性は男性の2倍だ。インド以外はね。どうしてこうなったか自分ながら、よく憶えていないがね。

1：支配も案外ルーズなんですね。

2：なんだと？

1：いえいえ、こちらの独り言です。ただ、ここが突破口になるかもしれません。2倍というのは、誤差ではあり得ない。女性の多さは、出産や閉経による女性ホルモンの動きだけで、説明できるのですか？　欧米の調査法からすると、軽いうちに受診するからではないですね？　自殺は男性のほうが圧倒的に多いのに、自殺未遂は女性に多い。女性があなたの餌食になりやすいのは、もともと大人しい女性が好まれるという文化的背景によるのでしょうか？

2：そういう、ねちっこい考えが嫌いなんだよ！

1：苦手なタイプの患者さんというのは、いますか？

2：ああ。忍耐のある奴は、大嫌いだ！　一度うまくいかなかったらあきらめればいいものを、少々のことではへこたれない奴がいる。たとえば、5年もうつが続いているのに、なんで今さら治療しようなんて思うんだ？　それに、徹底的に試行錯誤する奴にも、世話が焼ける。わたしの権威を押しつけても、すんなりあきらめないで、いろんな工夫をするんだ。

1：ところで、あなたの願望をくじくのに、家族や医療関係者には、どんな手助けができるのでしょう？

2：知らばっくれるんじゃないよ。今、こうして、集まっているようなことをするんだよ。「この患者は重いうつだ」と言ってあきらめる代わりに、わしが張本人だと言って、対抗策を練るんだろう？　薬をしっかりのんで、ゆっくり休めば、急性期は乗り越えられるから、そうすれば、リハビリにつなげられるってことだろ？　ああ、嫌だね。かまととぶりやがって。自分は、病人の世話なんて真っ平だって、素直に言えばいいじゃないか。

（マイクを蹴飛ばす）

わたしは、もう帰る！　こんなところへは、二度とくるもんか！

1：そうですか。どうもろくなおもてなしもできませんで、申し訳ございませんでした。

（ムッシュ・デプレ不機嫌な顔で、『ようこその唄』に合わせて、退場）

2　外在化について

「症状や病気に名前をつけるだけで、病気が治せるなら誰も苦労しないじゃないか」というのが、大方の感想なのではないでしょうか。これは正しくもあり、間違っているとも思います。なぜなら、ここで重視されているのは、病気の治療や問題の解決という実践において、それらに対してどういう見方をするかということだからです。

「外在化する会話」とは、もともと通常のカウンセリングにおいて、むしろ即興的に問題が名づけられ、外在化されていくものであり、すでに多くの考察もなされています。たとえば、創案者のマイケル・ホワイトもそれを具体的に「地図」として提示しています[1]し、近代的権力操作の問題として考察してもいます[2]。しかし、本章で提示した「ムッシュ・デプレ」は、あらかじめ病気を名づけ、シナリオを書き、それを上演する心理教育プログラムのなかで行われている点が大きな特徴となっていますので、それについて多少の説明をしておきたいと思います。

まず、これが観劇という体験だということです。その機会はごく限られていますので、シナリオを読むことで代えると、読書ということになります。つまり、観る側、読む側のこころの準備状態に大きく左右されるわけです。

私は、統合失調症の家族教室において10年ほど「ミスター・スキゾ」という外在化寸劇を行いましたが、毎回、たいていひとりかふたりは「なんだ、そういうことだったのか！」と、ご自分のお子さんである患者さんと病気との距離について見方を大きく変える方がいました。それは、端にも明らかな圧倒的体験です。また、最も印象的だったのは、初回の上演において、高齢の母親が「そのすきぞうさんがねえ……」と、まるで日本昔話に出てくる隣の気だてのいい若者のように語ったことでしょうか。当然、抵抗すべきキャラクターとして描かれているミスター・スキゾが、長年ケアをしてきた自分の息子の病気ともなれば、そんな単純なものではなく、母親の側もある種の余裕を滲ませているわけです。思わず「好きに蔵と書くのですか？」と調子を合わせ、参加者全員がなんともいえない雰囲気に満たされた瞬間でもありました。

さらに、治療的に有効な物語を処方するというような思想とは異なるものだともいえるでしょう。完全なシナリオないし上演を目指すのではなく、第２幕の改訂を目指す活動だからです。

さて、このような外在化／擬人化を用いた心理教育は、医療者であれば、ご自分の仕事として、実際に、その病気なり症状を外在化するシナリオを書いてみるといいでしょう。以下の文献にその骨組みが記載されています。

・ホワイト「問題の外在化についての覚え書き」(C・ホワイト、D・デンボロウ編『ナラティヴ・セラピーの実践』金剛出版、2000所収)
・エプストン「問題をはらんだ関係について問題に相談する」(デイヴィッド・エプストン『ナラティヴ・セラピーの冒険』創元社、2005所収)

それなりに臨床経験がないと書けないものですから、自分の臨床経験を振り返るよい機会にもなります。たとえば、どんな名前にするのか？　人形を作るとしたらどんなイメージにするのか？　どんな抵抗エピソードを示すことができるのか？　そうした実践例は、すでに多くの領域において報告されています。たとえば次のようなものです。

・エイズ：CAREカウンセラーとイヴォンヌ・スリープ「少しずつ私たちは結束する」(ホワイトら編前掲書所収)
・糖尿病：バーバラ・ウィンガード「『シュガー』の紹介」(同上)
・アボリジニーの拘留死：バーバラ・ウィンガード「悲しみ」(同上)
・統合失調症：小森康永、山田勝「精神分裂病の家族心理教育におけるナラティヴ・アプローチ」(『家族療法研究』18(2): 143-150, 2001)
・摂食障害：Institut für systemische therapie Wien: Ana Ex. (Carl-Auer, 2008. DVD)
・うつ病：Institut für systemische therapie Wien: Morton Mies. (Carl-Auer, 2011. DVD)
・統合失調症：Institut für systemische therapie Wien: Vreni Shizzo. (Carl-Auer, 2013. DVD)

擬人化というレトリックが少なからぬ影響力を持ちうることは、「神」が「存在」の擬人化であることを考慮すれば、すぐにも合点のいくことかとは思います。

(小森康永)

本小品「ムッシュ・デプレに訊く」(ver. 5. 4/30/2009) は、iPhotoにて制作された非売品DVDがあります。脚本・製作：小森康永、人形：ラファエル・ナパス。声、精神科医：小森康永、ムッシュ・デプレ：山田勝。挿入歌「ようこその歌」、詞曲：小森康永、歌：愛知県がんセンター緩和ケアチーム、ピアノ：一世。

第8章
ディグニティセラピー
大切な人にメッセージを残すこと

家族教室のなかで、「がんサバイバーが長期安定期を迎えた後で、再発したらどうなるのですか？」と質問されました。答えは、おそらく、「急性期に戻る」ではないでしょうか。春を迎える喜びとは対照的ながら、やはりそう考えざるをえません。

そして、治療が功を奏さない場合、それまでのようにどうやって生きるかではなく、いかに人生を閉じるべきかという新しい考え方が求められます。その際のひとつの回答が、ディグニティセラピーです。

1　ディグニティとスピリチュアリティ

ディグニティセラピーの「dignity」は、「尊厳」と訳されます。尊厳というものが何かはよくわからなくても、とにかく「dignity」には、日本語で「尊厳」という定訳があるわけです。ですから「尊厳療法」と訳してもよいのですが、尊厳死を連想する方もいるようなので、「ディグニティセラピー」と呼んでいます。

このディグニティセラピーを開発したのは、カナダのチョチノフという精神科医です。ディグニティセラピーはどのように行うかということが書かれた彼の本の翻訳（『ディグニティセラピー[7]』）が、2013年の夏に刊行されています。その２年前、私たちは『ディグニティセラピーのすすめ[1]』という題で、ディグニティセラピーに関連するチョチノフの論文３本と、日本での私のディグニティセラピー実践文書を集めた本を出しています。

『ディグニティセラピー』の第１章はこのように始まります。

> すこしのあいだでよいので、あなたの死が近いと想像してください。死がいつやってくるのかは、正確に知ることができない。あなたは人生の盛りにいて、まだ人生は先が長いかもしれない。あるいは、人生を思い通りに過ごし、人生のたそがれ時にいるのかもしれない。しかし、それでも、残りの日々の充実には何が決め手になるかを想像してみてほしい。おそらくそれは、自分がどのくらい快適な状態でいられるのかとか、個人の自律感覚であったりするだろう。たぶん、人生最期の１滴までしぼりきろうとする気持ちは、あなたが愛し、大切に思ってきた人々、そしてそのお返しにあなたを愛してくれた人々の存在次第であろう。しかしながら、日々を続けることをもはや願わない袋小路に入ることは、どのような事態なのだろう？

がんの患者さんで、再発して、後もう２、３か月で亡くなるという人のなかには、「先生、早く死なせてくださいよ。私はもう、これ以上生きていても仕方がないですから」と言う人もみえます。チョチノフが書いているのは、そうした人たちに、どういった援助ができるかということです。このような話は、いわゆる「健康か不健康か」という話とは違います。

スピリチュアリティという言葉を、おそらくテレビなどで聞かれているでしょう。医療では、ふたつの意味で使われています。第一に、「自分より大きな存在を意識しながら生きていく」という感覚のことをスピリチュアリティと呼びます。これがしっかりとしたひとつのフォーマットになっているのは、いわゆる宗教ですが、宗教に限らず、「大きな存在」というものを信じ

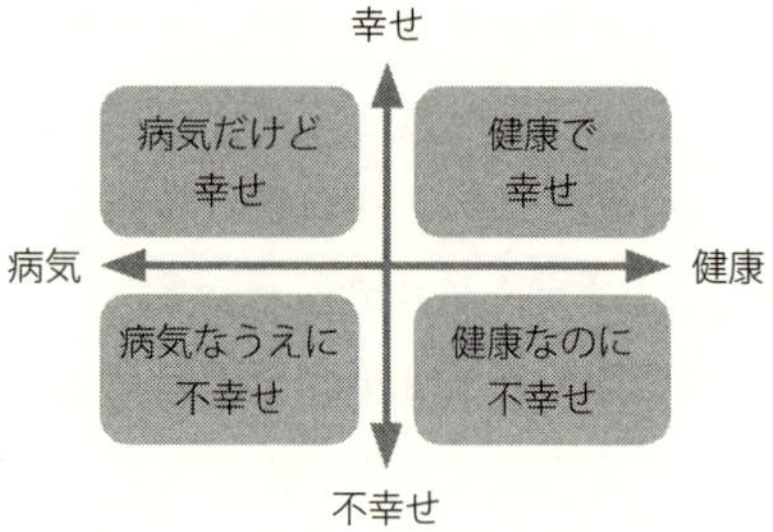

図8-1　バイオサイコソーシャルとスピリチュアリティ
（文献11）

る感性のようなものをスピリチュアリティというのです。第二は、米国のかかりつけ医協会のように、「自分の人生において意味や希望、やすらぎ、そして内なる平和を見いだす方法」と定義するものです。

WHOが決めた、「健康の定義」というものがあります。そこでは、身体的、心理的、そして社会的に健康でなくてはいけない、とされています。「バイオサイコソーシャル」という言葉をご存知でしょうか。実はこの健康の定義に、「スピリチュアルにも健康でないといけない」ということを入れようとWHOで議論がされたのですが、結局そうはなりませんでした。ですから、現時点で「健康」という場合は、スピリチュアルに健康である必要はありません。というより、健康か不健康かということにスピリチュアリティは持ち込まれていないわけですから、「スピリチュアルに健康である」という言い方もおかしいのです。ただし、WHOの緩和ケアの定義には、スピリチュアルな次元での対応の必要性が明記されています。

医療で行っているのは、からだの病気を治したり、こころの問題を解決したり、家族関係を調節したりといった、バイオサイコソーシャルに健康であるように持ちかけるということです。つまり、図8-1の左側にいる人を右側に連れていく。医師が、幸せかどうかという概念を学ぶことはありません。人を幸せにしようと働いている医師も少なくありませんが、基本的には人を「健康にしよう」と仕事をしている人たちなのです[2]。しかし実際には、幸せになりたい人もいます。それを援助するのがスピリチュアルな仕事です。

ディグニティセラピーというのは、精神的に不健康な人を健康にする仕事ではなく、亡くなる前に少しでも幸せな気持ちでいられるようにするという意味で、スピリチュアルな仕事といわれるようです。この図で、みなさんは今どこに入りますか？　誰でも右上の「健康で幸せ」に入りたいものですが、どうでしょう。病気だけど幸せという人は、少数ながらいらっしゃいます。健康であるほうが幸せにはなりやすいでしょうが、幸・不幸は、健康とは直接の関係はないことだといっていいのかもしれません。

2　ディグニティセラピーの概略

実際にディグニティセラピーを行うことは、それほど難しいことではないと思います。

たとえば、月曜日にディグニティセラピーをやりたいという患者さんがいると聞いて、病室に行きます。そして患者さんに、ディグニティセラピーとはどういうものかを説明します。簡単にいうと、がんでなかなかよくなっていかない難しい状況にきた患者さんに、主にご家族に対して残しておきたい大切なメッセージを伝えるお手伝いをする、とお話しします。人生を振り返っていろいろ書くのも大変なので、９つの質問が用意してあります。その質問が書いてある紙をお渡しして、「この質問について１日か２日くらい考えておいてくれませんか」と言って帰ります。

そして水曜日にもう一度、ボイスレコーダーを持っていって、30分から60分程度面接を行い、その質問について訊ねていきます。すべての質問に患者さんが立て板に水で答えるわけではないので、こちらからも質問し、あっちに行ったりこっちに行ったりしながら話がまとまっていきます。それを録音します。

その録音したものを聞いて、患者さんの話したことをそのまま文字にした逐語録を作ります。それを編集して文書にしたものを、金曜日の朝、患者さんのところへ持っていって一緒に読み合わせをし、このような形でご家族に渡しませんか、とお話しします。読んでみて、少しニュアンスが違うところや事実と違うところが判明すれば修正し、夕方にまたお持ちします。こうすると、月･水･金の３日間でディグニティセラピーはできてしまいます。

「○○セラピー」というもので、３日間で終わるものはまずありません。シングルセッションセラピーという、１回だけの面接で行う精神療法はありますが、その次に短いものです。

形としてはこのようなものですので、みなさんも、やろうと思えば誰でもできるとお考えになるかもしれません。

3　ディグニティとは何か？

「ディグニティ／尊厳」は、終末期、がんだと余命半年になった頃の治療や、どのようにして亡くなっていくかということを考える時に非常に重要な言葉として扱われています。しかしその定義は、少なくとも最近まで、医学文献的にはまったく明らかにされていませんでした。尊厳が維持されるように、亡くなっていく患者さんを看取らなければならない、などとよくいわれますが、尊厳とは何なのでしょうか。

安楽死や医師の援助による自殺がある程度合法化されているのが、オランダです。オランダでは､実際に亡くなる方のうち､１％あまりの割合で安楽死の方がいます。そこで、どのような状況なのかについて研究がされています[(10)]。

ひとつは、安楽死または医師の援助による自殺で亡くなった405名の方の主治医であった医師に、どういう人が安楽死や医師による自殺を求めたと思うかと訊ねた1990年の調査です。最も多い57％を占めた回答は、「尊厳が維持されていなかった方が安楽死を求めた」だったそうです。そこで、尊厳というものを終末期医療でも研究しなければならないという流れが、にわかにできていきました。オランダで安楽死の法律がしっかりできたのは2002年頃です。それと前後して、オランダでは、安楽死に限らず、麻薬の大量使用によって亡くなる人がかなり減っていきます。

次に、チョチノフが、誰もよくわかっていないのに尊厳という言葉が使われているのはおかしいのではないかといって、尊厳が維持されているかどうかということを患者相手に調査しました。調査はカナダのマニトバ州ウィニペグ市にあるホスピスで行われました[5]。そうすると、自分たちの尊厳が失われていると回答した人は7.5%（16名）と、非常に少なかったのです。

チョチノフはさらに、どのような人が尊厳が維持されていないという回答をしやすいのかということを調べました。普通に考えると、たとえば痛みがひどい人、症状が重い人、入院している人、身のまわりの世話をすべて他人に行ってもらわなければならず自分で何もできない人などが、尊厳が維持されていない人として思い浮かぶのではないでしょうか。あるいは、家族の重荷になっている、自分は家族に何もしてあげられないから死んだほうがマシだと感じている、そういった人でしょう。しかし実際に一番尊厳が維持されていないと答えたのは、見栄えの変化を強く自覚する人たちであったという結果が出たのです。

見栄えの変化、すなわちやせ細っている人、黄疸が出ている人、むくみがひどい人などが、一番尊厳が維持されていないと考えているというのは、驚くべきことです。たとえば化学療法をした後に髪の毛が抜ける場合など、こういうことを知らないと、「髪の毛なんか、かつらをかぶればいいじゃないか」というような、ご本人たちにとっては非常につらいことを（言わないにしても）つい考えてしまうこともあるでしょう。見栄えというものがそれほど大きく影響しているということが、この調査で初めてわかったのです。

このような結果が自分の研究から出てきた後、チョチノフは、自分の臨床体験について以下のように振り返っています[7]。

> 何年も前に、原発性脳腫瘍の若者を診ていた。悲しいことに、治療の選択肢は失われて既に久しかった。症例の詳細はほとんど憶えていないものの、ことさら鮮明に残るイメージがある。ある日、訪室すると、彼は息も絶え絶えであった。もう話すことはできず、死も近づいていた。想像通り、病いは彼に大打撃を与え、彼は、かつてそうであった健康な若者の骨格を留めるのみだった。この特別な朝、誰かが、完璧に健康な頃の彼の写真を床頭台の上に置いていた。気がつくと私は、力のみなぎったボディビルダーの写真をじっと見つめていた。「とてつもなくでかく見える」ポーズだ。ここに死にゆく若者と筋肉隆々のアド

> ニス（女神 Aphrodite［Venus］の愛を受けた美青年）の写真とのあいだの対比は、鮮烈であった。退室時、２つの隣り合わせのイメージの意味を見出そうと動揺したのを憶えている。
>
> その後何年かして、尊厳に関する研究が蓄積され、見栄えと他者からどのように見られているかという認知の問題が顕在化すると、この朝の記憶がフラッシュバックした。随分遅ればせのエピファニー（ひらめき）だ。「こんなふうに僕を見てほしかったんですよ」。何年も前に私が抱いた不安は、私の理解不足とこのメッセージを言葉にできなかった無能さを反映していたのだ。私は、何か違うことをやったり言ったりすることを望まれていたのではなく、物事を違うように見るよう彼から願われていたのである。写真は、言葉のないリクエストとして、自分の目が見ているものをないがしろにすることなく、患者が言おうとしていることを心に刻みつけるよう語っていたのである。「これが僕ですよ」、「こんなふうに、僕を見てほしいんです」、「こんなふうに僕を憶えておいてほしいんです」と。

チョチノフの真摯さがよく現れた文章です。彼の臨床研究が面白いのは、それが彼自身の臨床とかなり深く関わっているからです。

その次にチョチノフは、尊厳とは何なのかということを実際に患者さんに訊ねる研究を2004年頃に始めました[(6)]。「人生のこの時期に、尊厳とは何を意味していますか。あなたの尊厳が台無しにされた例を思い出すことができますか。あなたの尊厳が特別に支持されたと感じた状況を思い出すことができますか。あなたの尊厳観は自己イメージの本質とどのように関連し、あなたはどの程度、人生はまだ生きる価値があるものだと感じていますか」といった質問を終末期にある50名の患者さんにして、質的研究を行いました。その結果出てきた要素を表8-1にまとめてあります。これらの要素が深く絡み合って、尊厳が維持されたり、損なわれたりするということがわかってきました。

「病いと関連する心配」のうち、「自立レベル」は、自分の頭の働きがきちんといつも通りであるかどうかということです。当然、下がっていれば尊厳

表8-1　尊厳に関するカテゴリー、テーマ、サブテーマ（文献６を改変）

病いと関連する心配	尊厳を守る技術	社会的尊厳一覧
自立レベル	尊厳を守る視点	プライバシーの境界
認知活動	**・生成継承性／遺産**	**死後への不安**
機能的活動	**・自己の存続**	**ケアの基調**
症状による苦痛	**・役割の保持**	他者の重荷になること
身体的苦痛	**・誇りの維持**	社会支援
心理的苦痛	**・希望の維持**	
・医学的不確かさ	・自律性／コントロール	
・死の不安	・受容	
	・リジリアンス／ファイティング・スピリット	
	尊厳を守る実践	
	・今を生きる	
	・日常性の維持	
	・霊的やすらぎを求める	

は低くなりがちです。このなかの「機能的活動」は、買い物に行く、トイレに行くなどの日常生活がどれだけできるかといったことです。また、「症状による苦痛」もそこには影響してきます。からだの痛みもあれば、心理的な痛みもあります。終末期の患者さんの場合、これからどうなっていくのかまったく読めない状況が非常に苦痛です。死というものがどういうものなのかよくわからないので、死ぬ時には本当に苦しまないといけないのではないか、そういったことを不安に思います。

こういった病いと直接関連する要素がある一方、「尊厳を守る技術」というのは、後数か月したら自分はこの世から退場しなくてはならないという危機的状況において、自分はどういう考え方をしたり、どういう受け止め方をするかということです。そして、「社会的尊厳一覧」は、まわりの家族や病院のスタッフの人たちとどういう関係にあるかということも、そこに大きく影響するということです。表8-1で太字で示した要素が、ディグニティセラピーのなかに盛り込まれています[8]（表8-2）。自己の存続、からだは死んでも自分の物語は残る、ということがよくいわれています。からだが死ぬのは仕方がないけれど、自分のことが忘れ去られてしまうのは悲しいという主張、これがディグニティセラピーの基本です。

表8-2　尊厳のテーマ、定義、そしてディグニティセラピー（DT）への示唆（文献8）

尊厳のテーマ	定義	DTへの示唆
生成継承性／遺産	患者にとって、尊厳は、みずからの人生が何かのためになったとか、死をも超越した影響を持つという感覚と密接に関連しているとする概念	面接はオーディオ録音されて逐語録にされる。編集済みの逐語録ないし「生成継承性文書」が、患者の友人や家族にも渡せるよう送られる
自己の存続	人の本質は進行する病いにもかかわらず侵害されないという感覚を維持できること	患者は、みずからの人柄や自己感覚の基礎である事柄について話すよう誘われる
役割の保持	以前からの役割をひとつ、ないしそれ以上続けて果たしているという感覚を維持できること	患者は、みずからの核となるアイデンティティに貢献するであろう、以前の、ないし現在の役割について質問される
誇りの維持	自尊心を維持する能力	誇りをもたらす遂行ないし達成について話す機会を提供される
希望の維持	意味や目的があるという感覚を見つけたり、維持する能力に関する希望の多さ	意味や目的があるという感覚を認めてもらう治療的過程に加わるよう患者を誘う
死後への不安	死が自分以外の人間にもたらすであろう負担ないし難題に関する心配ないし恐れ	愛する人たちにとって自分のいない将来の準備となるような物事について、患者に話すよう誘導する
ケアの基調	ほかの人々が患者と関わる態度や作法を指す。そこには、尊厳を高めるものもあれば高めないものもある	DTの方向性は、共感的で、判断をともなわず、励ましを基本とし、敬意を払うものである

『死にカタログ[3]』（寄藤文平・著）という本をご存知でしょうか。死に方がカタログにされた本です。そのなかで、一番鮮烈な死に方というか、死の文化を示しているのは、ジプシーの人たちです。ジプシーといってもいろいろな種族があると思いますが、そこに紹介されていたのは、人が亡くなるとその人の物はすべて処分して、その人が最初から生まれてこなかったかのように自分たちの社会のなかで扱うというものです。からだは死んでも物語が残る、その人を大切にする文化とは正反対で、ジプシーの人たちがいかに厳しい生活を送っているかということが非常によくわかります。物もなく、すべて移動の部隊のなかで暮らしていくということは、それほど厳しいことなのです。また、パプアニューギニアあたりの南の島の人たちに、死ぬとどうなるかと訊くと、「隣の島で暮らしている」と答えるという、非常に楽観的な

死生観もあります。天国があるとか、極楽があると真剣に信じている人がどのくらいいるのかわかりませんが、少なくとも医療のなかで仕事をする場合には、そういったことはおそらくないだろうという前提になります。そうなると、からだは死んでも物語は死なないという程度の話の持っていき方が最も常識的な形になり、それをサポートしていくことになります。

4　ディグニティセラピーの実際

以上のような尊厳にまつわる周辺のことが非常に大切だといわれています。ここから、ディグニティセラピーでどんなことを患者さんたちが語り、それがどんなふうにまとめられるのかということをお話しします。

質問はこのようなものです。

①あなたの人生について少し話してほしいのですが、まずは、とくに記憶に残っていること、あるいは最も大切だと考えていることは、どんなことでしょう？　あなたが一番生き生きしていたのは、いつ頃ですか？
②あなた自身について、大切な人に知っておいてほしいこととか、憶えておいてもらいたいことが、何か特別にありますか？
③（家族、職業、地域活動などにおいて）あなたが人生において果たした役割のうち、最も大切なものは、何でしょう？　なぜそれはあなたにとって重要なのでしょう？　あなたがそれを成し遂げたことをどう思いますか？
④あなたにとって、最も重要な達成は何でしょうか？　何に一番誇りを感じていますか？
⑤大切な人に言っておかなければならないと未だに感じていることとか、もう一度話しておきたいことが、ありますか？
⑥大切な人に対するあなたの希望や夢は、どんなことでしょう？
⑦あなたが人生から学んだことで、ほかの人たちに伝えておきたいことは、どんなことですか？　あなたの（息子、娘、夫、妻、両親やそのほかの人（たち）に）残しておきたいアドバイスないし導きの言葉は、どんなも

のでしょう？
⑧家族に残しておきたい大切な言葉、ないし指示などはありますか？
⑨この永久記録を作るにあたって、含めておきたいものが他にありますか？

質問を見て、みなさんは何を感じますか？ 「私はこんな伝記に出てくるような人間ではない」、まずはそのように感じるのではないかと思います。こんな偉そうに語ることは自分には何もない、だからやらない、と言う方もいるのですが、少し考えてみると言う方もいます。

ディグニティセラピーは、2005年８月に発表されましたが、私は2006年４月に愛知県がんセンターに赴任しました。その前は、愛知県立城山病院という精神科病院で７年間仕事をしていたのですが、がんセンターに精神科医がおらず、月に２回ほどコンサルテーションを受けていました。その後、がんセンターに精神科医のポストができ、私がそこに行くことになりました。幸いなことに、名古屋市立大学に明智龍男先生がいて、ディグニティセラピーの論文を「これ面白いよ」と手渡してくれたのです。私は翻訳が趣味ですから、すぐに訳しました。訳して、誰か患者さんがくるかなと思っていたら、訳した３日後に本当に患者さんがきて、こう言いました。「先生、私は死ぬことについて話がしたいんですが、旦那はそういうことについて話すのは嫌だと言うので、どうにかしてください」。それで、「じゃあディグニティセラピーをやりましょうよ」と言って、行ったのが第一例の方です。

その方の残された文書は、愛知県がんセンターのホームページ（アンチ・キャンサー・リーグ）にも載っています。この方がきてくれて幸いだと思ったのは、彼女がクリスチャンだったことです。チョチノフはユダヤ系の人で、ユダヤの文化というのは、アーカイヴスを残す特徴があるのです。『ディグニティセラピー』を最初に読んだ時に驚いたのは、冒頭、「ヤコブは、アブラハムの孫で、イサクの息子ゆえ、ユダヤの人々の３番目の先祖である」と始まるところです。これはいわゆる倫理遺言です。遺言というと普通は「この田畑は誰に」という物理的な話になりますが、そうではなくて、家訓のようなものなのです。その倫理遺言をヤコブが最初に行ったのだと、チョチノフは書いています。ですから、ユダヤの文化としては、ディグニティセラピーは非常に古いものです。もちろんユダヤ教とキリスト教は違いますが、キリスト教の方にもそこは共通しているのではないかと思います。

さて、彼女は、こんなふうに文章を残されました。出だしを少し読んでみます。59歳の女性です。

　今これから、あなたに読んでもらう事になった文書は、私が愛知県がんセンターに入院していた今年の６月２日に、緩和ケアの一環として作成されたものです。これは、精神科医の小森先生のディグニティセラピー（あなたの大切なものを大切な人たちに伝えるプログラム）の記録です。９つの質問に答えていく、私たちの１時間弱の面接録音を逐語録にしたうえで、先生が少しそれを編集してくれました。後日私がそれに目を通し、最終版にしてあります。

こういう出だしをつけて、実際に話されたことを書き留めていくわけです。１番の質問には、こう答えられました。

　私の人生について一番覚えているのは、結婚して家族を持ったことです。一番生き生きしていたのは、夢中で子育てしていた頃かな。夫のお給料の中でやりくりして、子どもをしっかり育てて、というか、しっかりでなくても、心に弾力があるような子どもに育ってほしかった。結局、経済的にはある程度決まっているので、私たちがやれる中で精一杯やったら、それでいいと思っていました。貧乏じゃないけど、うちはうちって、夫と私は考え方が合っていたから、幸せでした。今も幸せです。うちは、息子が高校の時から寮生活をしているから、それまでの15年くらい、ちゃんというかな、そうじゃなくてもきちんと分別のある青少年になってくれるのを望んでいました。

この後、すべての質問に答えて、彼女のディグニティセラピーは終わりました。偶然とはいえ、とても驚いたのは、この方、実はチョチノフのいるウィニペグという町に行ったことがあったということでした。

＊

次に、一番若い人の文を読んでみます。44歳の乳がんの女性のものです。

彼女には幼稚園児のひとり娘がいます。上に男の子がいるのですが、離婚した時に、娘のほうを引き取って名古屋に戻り、一緒に暮らしていました。その方が亡くなるにあたって、娘に文書を残したいと言われました。ただ、娘はまだ幼く、あまり難しいことを書くとわからないので、どうしたらいいかを考えました。そして、娘さんが15歳くらいになった時に読めるように、そういうつもりで話をしましょう、ということになり、文書ができました。女性の名前や職業は変えてあります。娘の名前は「優ちゃん」にしてあります。

「優ちゃんへ。これから優ちゃんに読んでもらう文書は……」、ここは先ほどと同様に続きます。実は、チョチノフのディグニティセラピーの最初の論文には、できあがった文書のサンプルがありませんでした。ですから、どうなっているかよくわからず、最初は患者さんが語ったように書いていました。しかしそのうち、質問をそのまま残したほうがよいだろうと考え、そうした形になっています。以下は１番の質問の答えです。

私は実は、物心ついた頃から高校１年まで、この病院の近くで過ごしました。病院の裏の公園で、友だちと歌を歌ったり、ブランコにのったり、ジャングルジムで遊んだりしました。小学校５年の頃には、すっかり元気印になって、児童会の役員をやって学校のいろんな行事をまとめたり、体操部に入って大会に出たり、とても元気な小学生時代を過ごしました。

中学校は、この病院の近くの中学で、目立たない生徒だったけど、周りの勧めで、おばあちゃんの出身校のK学院高校に入りました。クリスチャンの学校だったから、賛美歌を歌ったり、聖書を読んだり、お祈りをしたり、それまでの雰囲気とは違った中で、英語を一生懸命勉強しました。ESSというクラブで劇をやったり、歌を歌ったりするのが、すごく楽しかったです。

いろいろ迷ったけれど、英語を勉強したくて、T大に入りました。でも、途中で社会心理学に興味を持ったので、社会学科に進みました。学生時代は、テニスも楽しかったし、放送研究会でディスクジョッキーをやって、キラキラした女子大生生活をしていました。そのとき出会ったのが、Ｙおばちゃんたちです。いろんな人や価値感に出会ったのは、大切なことだと思いました。

その後、もうちょっと勉強したいなと思って、情報系のある研究所に入って２年間勉強しました。ここでは、実践的な勉強が多くて、楽しく出来ました。優も、好きなことを見つけて、それについてじっくり学べるといいなと思います。

会社に入って、宣伝部で働きました。パンフレットやコマーシャルを作ったり、取り扱い説明書を作ったりしました。忙しい毎日だったけど、とてもいきいき働けたと思う。

これが、優の知らない、私の37年間です。特に、仕事をしていた時期は一番生き生きしていたと思います。自分のやったことが、きちんと作品になって、たとえばパンフレットになって刷り上がってくる、そんなふうに形の残せることが、楽しかった。当時、今はセキュリティで有名なある会社は浄水器を売っていたんだけど、その取り扱い説明書を作ったときが、変更変更でとても苦労したので、出来上がったときは、一番嬉しかった。苦労してやっと出来上がったということがね。

先述の通り、娘さんは小さいのでまだ読めないのですが、女性のお母さんに「これを本に載せてもいいでしょうか」という打診の手紙を出しました。すると、こんな返事がきました。

娘が病床にありました時に、病への不安、死の恐れ、何一つ話すことなく静かに安らかに逝ってしまいました。私や孫を残していく悲しみにいっぱいだったのかと思います。お友達と楽しそうに昔語りしても、私と二人で話し合うことはあまりなかったように思い、そのことが何よりも気がかりでずっと思い続けておりました。小森先生は娘の病床にお見舞いいただきディグニティセラピーのお話などしていただいたご様子はじめて知りました。

このように、患者さんは大概、ディグニティセラピーをしても生前にご家族に渡されないことが多いです。亡くなられた後に、引き出しや机のなかから出てきて、ご家族が知る、ということが多いようです。

文書には孫への思いがつづられ、何回も読み返しております。離婚と病いの二重苦、娘は懸命に頑張ったと思います。文書には学ぶことの大切さ、心の通い合う友人を作ること、孫に話すように切々と書かれていて胸を打ちます。孫が五、六年生になって私がまだ元気な内に、ぜひ見せたい、読んでもらいたいと思っております。

精神療法というものは、基本的に文書には残さない仕事です。しかし、このように文書に残すことによって、ご本人の話されたことがご遺族に行き届いたり、まだ大きくなっていないお子さんにも届くというメリットがあります。

チョチノフたちのやっている研究ベースのディグニティセラピーとは違って、私たちは、病院のカルテにも文書を１部コピーさせてもらい、貼付します。そうすると、入院患者さんの場合は、当直の夜に看護師さんたちがそれを読み、この患者さんはこんな人なのだ、ということがわかります。上で紹介したような話は、よく話ができている看護師と患者さんの間でもなかなかできないことなので、看護師の患者さんに対する見方が変わります。ケアに役立つことでしょうし、ディグニティセラピーというアプローチがあるということも記憶してもらえます。

ある外科のレジデントが――彼らはよくカルテを繰ってデータを出さなければいけないのですが――ある日、「先生、見ましたよ。何ですか。凄いじゃないですか」と私のところに言ってきたことがありました。「あのディグニティなんとかっていうやつ、何ですか。僕、あれ読みながら泣いちゃいましたよ」と。そのレジデントは、こんなことができるんだ、と感心したそうです。このように、文書に残すと共有できるということがディグニティセラピーの非常によい点です。

＊

質問だけ読むと、男性でバリバリ仕事をして、業績を上げて……というような人でないと書けないと思うかもしれません。しかし、本当に普通の主婦の方が淡々と答えているのです。もうひと方、そのような例を紹介しましょう。

都会に出ている人は、盆暮れに田舎の実家に帰ることがよくあるでしょう。その場合、田舎で迎えてくれる兄嫁さんが偉い、ということがあるようです。兄嫁さんというのはそういう役割を担っているわけですが、そのあたりのことが書かれたものです。田舎に住んでいる女性で、特別な仕事ではなく兼業農家で、田んぼの仕事などをして会社に行って……という方です。３番の質問（「あなたが人生において果たした役割のうち、最も大切なものは、何でしょう？」）にこう答えられました。

一番大切って言うと、家庭だねえ。唯、自分なりに一生懸命しただけでえ。毎日、忙しくこなしてきただけ。子どもに勉強みてやるでもないしね。みんなと比べると、平々凡々で、それが幸せやったかもしれんけど。子育ても、家庭がしっかりしてないとね、基本だと思うんです。行き着く所はね。

唯、主人は８人きょうだいの長男だから、盆と正月、５月の連休になると、みんな家へ来るのね。そうだ、うちの次男がね、まだ保育園のときにね、お風呂一緒に入っとったらね、「ぼうは、大きくなったら、どこ行こうかな？」って言うんやね、そんな深い意味はないと思って、「おまえ、どうして、どこへ行くつもりなんや？」と言ったら、「ぼうは、大きょうなったら、このうちにはおれんで、どこ行こうかな、東京行こうかな、名古屋行こうかな？」って言ったんです。そのときに、「ああ！」と思って、このうちにおって、きょうだい衆が帰ってくるのを見とって、自分が弟だからこのうちにおれんということを自然に感じたんだと思うんです、それで、ああ可愛いなと思ったときに、ああ、この可愛さは、お父さんもお母さんも同じように感じたんだろうなと思って、そのときに、きょうだい衆が帰ってきたときは、あんばようしてやらないかんなあと、そのとき思ったもんです。盆や正月は、楽しく過ごして帰ってもらえるようにと思ったんです。

会社に行っとってもね、12日から休みとって来るのを待っとってあげて。お正月でもね、手作りのごちそう作って待っとるとね、弟の嫁、「ああ、この料理見ると、待っとってくれたんだなって、感ずるねー」って、そう言ってくれたのが嬉しかったね。長男だから、みんなのいろんなことが、私たちの生活に入ってくるしね。８人兄弟の長男のところに嫁いだことは、私の人生で大きな意味を持っていますね。32人で食べたこともあるしね、おこわも４升ね。

この頃またね、甥や姪がね、今度は自分たちが子どもたちを連れてね、実家へ来たがるの。小さい頃、楽しかったのかなって思う。お花を贈ってくれたりするから、ありがたいなって思って。懐かしく思ってくれるんだなって。

このように、主婦で長男の嫁という役割について話しています。逐語録ですから、ご本人がしゃべったように書くことができます。回想法と何が違うのか、という質問をよく受けますが、回想法はこういう逐語録ではありませんし、ご本人の人生記録が残っていても、相当違うものになります。ディグニティセラピーの文書をご家族が読むと、本当にその人がしゃべっているように感じるのではないかと思います。

5　ディグニティセラピーの方法論を少し

ディグニティセラピーではどのような文書を作り、それが亡くなる時にどのように遺族に渡るのか、およそおわかりいただけたでしょうか。最後の文書を残すという点で、亡くなっていく人にとっての心理的援助でもあり、また、亡くなった後でそれを読まれる遺族にとってのケアにもなるという、非常によく練られたものです。とはいえ、それほど斬新なものではなく、要するに、亡くなる人が最後のメッセージを残すお手伝いをするということです。当たり前のことのようでもありますが、質問がよく練られています。ただ、最後に文書を書くとなると、遺言や遺書を書く、というようなイメージがあり、なかなかご本人ができないということもあります。

表現様式としては、手紙でもあり、自伝でもあり、ある意味で日記的な要素もあります。その３つが合わさったようなものが、ディグニティセラピーの文章ということになります。

実際に行うのは、それほど難しくはありません。看護師さんも、よく質的研究などを行う場合に、逐語録をとってそれを編集していきます。そういうことが好きな人にとっては、はるかに簡単でしょう。私は精神科医ですが、精神療法のトレーニングとして、面接を録音して逐語録にするという作業をよくやりました。したがって、逐語録をとる、作ること自体には抵抗がありません。慣れれば、だいたい1時間の面接で、逐語録を作るのに2時間。後は編集に1時間くらいかけて、3時間くらいあればできると思います。

問題は、リクルートするのが難しいということです。どういう患者さんがディグニティセラピーができるか、どういう患者さんに行ってあげたら一番いいのか。それは、日本だから難しいということもあるかもしれませんが、やはりカナダでも難しいことは難しいわけです。チョチノフは、基本的にみんな適応があると思ったほうがいいと書いています。チラシを1枚作って、病棟に置いておくとよいでしょう。ディグニティセラピーの質問や説明が書いてあり、看護師さんなどが「この患者さんはできそうだな」と思ったら、チラシを持っていって見てもらったり、話だけして後で持っていくということもできます。

精神療法というのは普通、いわゆる「精神療法家」「カウンセラー」といわれている人たちが、自分の治療をしているなかで、既存のものよりもこうしたほうがいいのではないかと思いつき、それを自分なりに形にしていく、そうやって生まれてくることが多いものです。ディグニティセラピーは、まったくそういう成り立ちのものではありません。最初に話したように、「尊厳」とは何なのか、というところからリサーチとして始まっています。尊厳をどんなふうに患者さんがとらえているのか、それをもとにして考えると、尊厳というものの総体はこのようなものであろうということになります。

「生成継承性／遺産」という視点がありますが、これは自分が生きてきた証を誰かに伝えたいという目的意識です。それに大きく乗っているのが、ディグニティセラピーなのです。自分の誇りや希望、役割の振り返りを残すということもありますが、基本的には「物を残す」というアプローチです。そのような形になってきたのは、尊厳に関するリサーチからできてきたということが大きく関わっています。チョチノフという人は、精神療法家ではありません。研究者です。ディグニティセラピーという全体の形が出たのは2005年の論文なのですが、これは100例の人にディグニティセラピーを行い、どういった効果があったかを実証的に研究して成果を出したものです。いろいろな細かい背景は、2002年、2004年、2005年の論文を読んでください[1]。

6　ディグニティセラピーの発展

神奈川にある日野原重明さんが理事長をしているピースハウス病院というホスピスで、年に１度、外国人の講師を呼んでワークショップを行っています。2006年２月、そこにチョチノフが呼ばれました。そこで私は彼に会い、2005年の論文を翻訳してあったのでそれを参加者にも提供して、それ以降、付き合いが始まりました。彼は日本でもすぐに丸２日間のワークショップを行いました。

2007年には厚労省の研究班で明智先生がディグニティセラピーの研究を始め、私も手伝わせてもらいました。やってくれる人が少なく、期待したデータは出なかったのですが、ブリーフレポートになっています[4]。チョチノフは2008年にも日本緩和医療学会のワークショップにやってきましたし、2011年には日本の症例報告が入った『ディグニティセラピーのすすめ』が出版されました。この本は、ハングル語に翻訳されて韓国でも出版されています。

また、2011年に「終末期患者の苦痛と人生の終わりの経験に対するディグニティセラピーの効果[9]」という論文が、Lancet Oncology に掲載されました。医療現場では「やってみたらよかったよ」ということでは不十分で、エビデンスが必要なので、ランダム化比較試験が行われたのです。内容は、カナダ、米国、オーストラリアの病院、地域施設で緩和ケアを受けていた18歳以上の終末期患者326例を、ディグニティセラピー108例、患者中心療法（いわゆるカウンセリング。ロジャーズの来談者中心療法を１度だけ普通の緩和ケアにプラスして行う群です）107例、まったく普通の緩和ケアである標準緩和ケア111

例のいずれかに、ランダムで割り付けました。結果は、ディグニティセラピー群で治療が有効でQOLが改善、尊厳感が増大し、家族の見方が変化し、家族にも恩恵があったと報告する割合がほかよりも有意に高かった。患者中心療法と比べて精神的豊かさが向上し、悲しみとうつの軽減が標準緩和ケアより優れていたと出ました。

そして、2012年にチョチノフの入門書が出て、2013年の夏に翻訳を出しました。後は、日本で実践が積まれることを待つばかりです。

7　ディグニティセラピーにならないディグニティセラピー

ディグニティセラピーは文書を作って残すものですので、言葉の世界です。人間のコミュニケーションの八割方は、言葉ではないもので成り立っているので、言葉だけ残してもどうなんだ、というところはあるわけです。チョチノフも次のように言っています。

「言葉だけが生成継承性のモードではない。多発性骨髄腫の末期だったパイロットのことを思い出す。彼は言葉よりも、木彫りの作品で彼の一部を残そうと試みた。また別の患者は、自身で描いた数々の絵画作品のことを話し、愛する家族の誰がどの作品を継いでくれるのが最もふさわしいかを検討したのだった。生成継承性の表現の重要性と要求はケースバイケースで判断されなければならない」

要するに、文書を作ることだけが大事なのではなく、その人に合ったことをしてあげるのが、その人の尊厳を維持することなのです。

今年の１月、胆管がんの56歳の女性が、不安が強いということで紹介されました。認定看護師が半年前からみていましたが、もうだいぶ悪いので、抗うつ薬を出したほうがよいのではないかというのです。その女性に「何がお困りですか」と訊くと、「このまま、がんがどんどん悪くなって、やせ細って、醜くなって死ぬのが、私は嫌です」とおっしゃいました。これが主訴です。

みなさんなら、どうしますか？　この方のがんは進行していきます。がんでやせ細って、死ぬのは避けられないかもしれませんが、醜くなるというのはどうでしょう。醜いか醜くないかというのは、どういう美しさを求めるかによって違います。

結局、この主訴にはすぐに取り組めないので、通常のケアをしていきました。ある時、５月の非常に天気がいい時に、ご主人と奥さんと３人で近くの（先ほどの乳がんの女性が子どもの時に遊んだという）公園へ行き、写真を撮りました。普通、緩和ケアの話で患者さんの写真が出てきても、もの悲しい写真であることが多いのですが、この写真は非常によく撮れました。それは、病院の建物のなかで撮っていないからだと思います。外の公園で、日差しがチカチカしているのを眩しそうにしている奥さんの写真が撮れて、それをMacに入れてモノクロの写真に加工して、かなり素敵な写真ができました。何がいいかというと、やせてはみえますが、非常に芯の美しさが出たポートレイトになったのです。ご主人もとても幸せそうで、あんなに美しい50代の夫婦というのは、そうそういるものではないと思いました。実は、ご主人はホームページを見て、「先生、うちの女房にディグニティはどうでしょうか」と言われていました。奥さんもそれは見ていて、「うーん」と軽く流されたので、これは、奥さんの好みではないんだろうなと思っていました。しかし、亡くなられる少し前に一生懸命、「大人の塗り絵」を塗られました。その植物画は、今ではご家族の宝物になり、額に入れられて部屋に置かれています。

こういうふうに、ご本人の何かを遺したいという気持ちを汲むことができれば、ことさら文書にする必要はないのです。　（小森康永）

本章は、平成25年度山梨大学附属図書館医学分館地域貢献事業、生と死のコーナー関連行事として、平成25年10月18日に山梨大学医学部キャンパス臨床講義棟大講義室で話した「ディグニティセラピーのすすめ」をもとに、講師および山梨大学附属図書館医学分館で語句等の修正を加えたものに、さらに講師が後日加筆修正したものです。

第9章

ナラティヴ・オンコロジー

医療者のバーンアウトに抵抗する

がん医療で働く医療者が強いストレスに曝されており、バーンアウトしやすいことは、よく知られています。つまり、日々、医療者にとっても、新しい見方が要求されているわけです。そのあたりをサポートするための試みのひとつが、ナラティヴ・オンコロジーです。

1　ナラティヴ・オンコロジー

毎日、みなさんは受け持ち患者のカルテを書きます。そこに何を書くべきか、どんな形式で書き込むべきか、正確にわかっています。患者の主訴、身体診察の結果、検査所見、上級医師の意見、治療計画などです。たとえば、患者さんが前立腺がんで亡くなるとき、昨年の夏に同じ病気で他界した自分の祖父のことを思い出して、訪室のたびに涙が出るかもしれません。しかし、それを病院のカルテに書くことはできません。私たちも、そうはさせないでしょう。それでも、そのことは、どこかに書かれる必要があります。それをパラレル・チャートに書くのです（シャロン『ナラティブ・メディスン[3]』224頁を改変）。

この課題がすべてのはじまりだったのでしょう。ナラティブ・メディスン（以下、NM）の創始者、リタ・シャロンが考えた、医学部３年生向けの文章作成課題です。パラレル・チャート（以下、PC）の主なゴールは、学生たちの情動的な健康ではなく、学生たちが、患者が耐え忍んでいることをもっと理解し、医療において自分自身が何を追求していくのか、吟味できるようになることです。この省察的記述は、メンタルヘルスのためではなく、ただの日記でもない、臨床訓練の一部というわけです。記述は、特定の患者に向けられますが、この作業を通して得られる最も普遍的な教訓は、患者のケアにおいて医師がいかに中心的な役割を果たしており、そこでさまざまな刺激にどれほど曝されるかということです。

文書は１頁を超えないことが求められます。学生たちは、次の授業までに書いてきたPCをみなの前で発表します。各自のコピーは配布されません。週３回の講義のうちの１回がPCにあてられるため、発表に要する時間は１時間半。指導者は、用紙に手書きのコメントを添えて、次の回に学生に返し、それぞれの書き手と個人的な対話を始めます。そこでの原則は以下の通り。「テクストを尊重する」「それぞれの書き手の文体に注意して聞く」「聞き手がテクストに応答するように促す」「書かれたものをほめる」。

一方、2003年、コロンビア大学成人腫瘍病棟で、妊娠中の女性が脳腫瘍で亡くなりました。胎児もともに命を落とし、レジデントがショックで医師を辞めることを仄めかします。血液腫瘍学担当のグウェン・ニコルスは、スタッフが感じている挫折感や苦悩に対して、省察的記述（reflective writing）が役立つかもしれないとリタ・シャロンに援助を頼みます[3]。

これがナラティヴ・オンコロジー*のはじまりです。スタッフの燃え尽きを防いだり、自分たちの仕事での挫折や悲しみにうまく対処したり、さまざまな専門職が集まるチームのメンバー内での同僚間のサポートを構築する活動です。月に２回、昼休みに自由参加形式で続けられています。参加者は、患者について書いた詩や短い散文を持ち寄るのですが、さまざまな分野から多い時で20人の人々が集まり、持参した文章を音読し合います。そして、文章のジャンル、物語的状況、言葉遣いや口述の内容について話し合われます。

表9-1　パラレル・チャートとナラティヴ・オンコロジーの比較（文献1）

	パラレル・チャート	ナラティヴ・オンコロジー
When?	毎週（週3セッションのひとつで1回1時間半）	月に2回、昼休みを利用した自由参加
Where?	講義室	院内会議室？
Who?	内科医コース3年生。6月（11か月の臨床体験あり）	看護師、MSW、腫瘍専門医、レジデント、医学生など
What?	指示に従い、発表をA4、1枚にまとめ、それを音読	患者について書いた詩や短い散文。守秘義務遵守。PCの形式で音読。文芸批評から医療専門的観点も交えた議論
Why?	患者の忍耐を理解し、医療における学生自身の旅程を明示的に吟味するため	スタッフの燃え尽き防止。仕事での挫折や悲しみへの対処。メンバー間サポート構築
How?	臨床訓練の一部	執筆セミナー
How much?	授業の一部	コーヒー代
How many?	1グループ（数名）	4～20人
Etc.	1993年に開発 省察的記述	コロンビア大学成人腫瘍病棟にて誕生 過渡的共同体（Turner, V）

参加者は平等な者として結び合わされるといいます（表9-1）。

本邦におけるナラティヴ・オンコロジーのはじめての実践は、愛知県がんセンター中央病院における2011年度の試みだったと思います[1]。ここでは、さらに、2014年度に看護師らがPCを発表した取り組みを紹介しましょう。

＊　ナラティヴ・オンコロジーは、NMの実践のひとつです。2006年、リタ・シャロンが『ナラティブ・メディスン[3]』を世に問い、斎藤清二氏らによって2011年に訳出されて、日本でもようやく関心が高まっているものですが、その流れは30年も前にさかのぼることができます。1982年、何とLiterature and Medicineというそのものずばりのタイトルを冠した学術誌が、Johns Hopkins University Pressから刊行されていたのです。

NMとは、「病いに関する科学的理解を増大させるためにナラティブ・アプローチを援用する医学的接近法」のことだといいます[2]。NMの実践者たちは、医学生／医療従事者の病いの経験をよりよく理解する、つまり「病いの物語を認識し、吸収し、解釈し、それに心動かされて行動する」（『ナラティブ・メディスン[3]』vii頁）ために必要とされる物語能力narrative competenceが高まるよう働きかけます。社会構成主義を経た目からすれば、（一昔前のリジリアンス理解のような）個人特性のごとき概念化には少し腰が引けるけれど、これまで医療従事者の能力がこのような形で問題提起されてこなかったのは事実です。

ナラティヴ・オンコロジーを紙上公開することの意義は何でしょうか。医療者であれば、同じ職場でなくても、これを読むことで、その場に参加した疑似体験を得られるでしょう。その効果がいかほどのものかは読者に委ねられます。あるいは、患者さんやご家族がこれを読めば、看護師をはじめとする医療者が何を感じ、何を考えながら看護、緩和ケアをしているのかを知ることができます。もちろん、いろいろな医療者がいるわけで、このような場でみずからの気持ちや考えを公開できる医療者は、特別なのかもしれません。

2　2015年2月5日木曜日

まず、石田真弓（仮名）さんが、ADL（日常生活動作）が低下し、せん妄が現れた患者との関わりについてのPCを読み上げました。患者は、直腸がん術後、肝転移のあるOさん、75歳女性です。

出だしは次のようでした。「Oさんの担当になったのは、入院2日目のことでした。入院日の看護記録からアクの強そうな人だと感じ、実際に関わると印象通りの方でした」。

Oさんには右上腕骨折と膝の痛みがあり、訴えもきつかったが、感謝の気持ちを伝えられて嬉しく感じる時もあったそうです。しかし、倦怠感と経口摂取の低下から、臥床していることが多くなり、移動も排泄と食事の時に限られていきます。そして、膀胱留置カテーテル、おむつでの排泄へと進むなか、「担当することが多かった私の腰も日に日に痛みを感じていました」。さらには、せん妄のため、独語や大声で叫ぶことが増え、薬剤によって鎮静される時間も増えます。そして、以下のようにPCは閉じられます。

起きては寝かせる日々に、これでよいのだろうかと感じたが、間もなくしてOさんは亡くなられました。同居していた夫と次男は、ほぼ毎日面会に来ていましたが、私自身転院の話や病状を伝えること以外では、あまり関わりを持とうとしませんでした。次男がOさんに抱きつき泣いていると、Oさんは次男の頭をなでていたと、亡くなる数日前の記録が残されていました。また、亡くなった時にも長男は涙し、次男は泣き崩れていたようです。Oさんが亡くなった後で、彼女はどのような母親であり、妻であったのかと思う事がありました。どちらかというと、自分の中ではOさんに対するマイナス感情が強かったようです。医療者として、患者の性格や症状で自分の気持ちが左右されてはいけないと思いながらも、そうなってしまった関わりでした。

等身大の報告であり、がん病棟の看護師であれば何度も経験する症例ですが、家族の反応と医療者のイメージとの間のギャップが大きいと、医療者はあらためて、自分の把握していた患者像の歪みを自覚することになります。普遍的なPCです。

＊

ふたり目として榎木里恵さんが、81歳の男性患者Tさんについての PC を朗読しました。

昨年11月に胃がんで腹腔鏡下幽門胃切除、R-Y 再建を施行されましたが、術後、心不全を合併。ようやく改善してきたところで再度出血、ショック状態となり人工呼吸器管理となりました。その5日後、挿管チューブの自己抜去、その3日後には3回目の出血、またその4日後に呼吸状態悪化で再挿管され、人工呼吸器管理となったといいます。PCの後半をそのまま引用しましょう。

こんな状況なのに、娘さんは「この病院で手術をして本当によかった。先生も看護師さんもみなさん本当によくしてくれる」と言いました。病院を責める言動はひとつも聞かれず、他人に怒りや不満を表すこともせず、世のなかにこんな素敵な人がいるのだと、家族に救われながら看護をする日々が続きました。幾度となく危険な状況を乗り越え、そのたびに「大丈夫！」と言っていたTさんでしたが、人工呼吸器管理となった10日後、気管切開術を行いやっとでリハビリを行える状況となったTさんには、もう気力も体力も残っていませんでした。表情もなく、ベッドをギャッチアップするだけで疲労感が強く、やるせない気持ちしかありませんでした。「Tさん、今、何を考えていますか？　3回も出血して、こんなに入院が長くなって、動けなくて、辛くて」。声を出すことができないTさんは、目を閉じながら頷くだけでした。娘さんは「(挿管) チューブが取れただけでホッとしています。脳梗塞になった時も、リハビリを頑張って1か月で治しましたから。命があれば何でもできます」。またしても家族に救われ、私は正月休みに入りました。

休み明け、Tさんの部屋を訪室すると、彼はベッドに座り、新聞を読んでいました。1月7日に一般病棟に転棟し、1週間後に車いすで集中治療病棟に会いにきてくれました。少しお話しをした後「ところでTさん、わたしのこと覚えてくれていますか?」との問いかけに、Tさんは、なんと首を横に振りました。そして私を見て、ニヤリとほほ笑んだひょうきんな顔、その目には、うっすらと涙がにじんでいました。

家族に救われ、最後も患者のユーモアに癒される。看護の喜びを伝える1本です。

*

この日の最後は、齋藤まりさん。テーマは「急速に病状が悪化した患者の最期の場所を探す関わりで感じたジレンマ」。大腸がん、腹膜播種の70代女性Aさんについて、「入院までの流れ」「入院後の関わり」「ご家族の思い」「本人の思い」と項目立てて、順に語られました。

Aさんは夫とふたり暮らし。子どもふたりは独立し、長女は徒歩圏内ですが、長男は東京在住。脳梗塞で前医入院中に大腸がんと診断され、セカンドオピニオン目的で当院外来初診。その後、わずか5日で急激に状態が悪化し、経口摂取も困難となり、緊急入院となりました。すぐに下血が始まり、脳梗塞予防の抗凝固薬を中止し、輸血。この時点で主治医からご本人・ご家族に対し、出血がある状態では積極的治療は困難と伝えられ、治療は苦痛緩和を主とすることになりました。ご家族には急変の可能性も伝えられます。

齋藤さんは病状説明に同席し、今後の療養場所について、ご本人とご家族の相談に乗ります。家族は、「抗がん剤は高いと聞いていましたので、なんとかお金も工面しました。治療ができないなら、高い部屋でもいいから個室で付き添ってやりたい。今のままだと自宅から２時間かかるので、最後ひとりで死なせてしまうことになる。本人の気持ちを大切にしたい」と言う一方、本人は、「治療が難しいのであれば、慣れ親しんだ地元に戻りたい。自宅は不安だから、家族とも長く一緒にいれる紹介元の病院に戻りたい」と言いました。そこで、紹介元病院への転院調整が始まりましたが、いっこうに進展しません。彼女はそのときの自分の気持ちを記しつつ、こう締めくくっています。

どうして紹介元なのに受け入れが行えないのかという強い怒りを感じた。慣れ親しんだ故郷で死ぬことすらもできないのだと感じた。主治医とも連日、話し合い、紹介元と何度か交渉を行った結果、年始に転院が決定したが、転院予定２日前に患者は急変し、死亡退院された。最後はご主人の腕のなかで他界されたとのことであった。休みあけ、出勤すると、スタッフから患者が亡くなったと知らされた。ご家族からは「齋藤さんに本当に感謝していますと伝えてください」と伝言を預かったと。しかし、納得ができなかった。精一杯取り組んだということをもって、前向きに考えようとしたが、毎回、思うことは、これで患者は満足したのだろうかということである。「仕方ない」と言い聞かせることでしか私は前にすすむことは出来ないと感じた。

この経験をPCに書いた感想を問うと、齋藤さんは、書くことで自分の怒りが治まっていくのを感じたと答えました。紹介元とがんセンター、がんセンターとホスピスないし在宅医との間では、患者の授受にからんで問題が生じやすいものです。しかし、このPCを読んでメンバーが感じたのは、結局、Ａさんは「ご主人の腕のなかで他界された」のであり、ご家族にとって「最後ひとりで死なせてしまうことになる」ことが最大の苦悩であったことを思えば、何か大きな力の下、Ａさんは昇天されたのであり、「仕方ない」と表現すべきことでもないのではないかということでした。

3　2015年3月5日木曜日

今年度4枚目となるPCは、上原かりん（仮名）さんによって読み上げられました。

患者は、1年前に食道がん、ステージⅢと診断され、化学療法を開始したものの腫瘍縮小は認められず、手術不適応にて化学放射線療法となったYさんです。

Yさんは初回入院時より、いつ化学療法が終わり、いつ手術をし、いつ社会復帰し、いつ所属するソフトボールチームに帰れるかと常に気にしていた。そしていつも「がんばります。息子たちには私から必要なことだけ話しているので大丈夫です」と言い、主治医の話は1人で聞き、看護師に家族との話はあまりしようとしなかった。一方、妻は不安が強く、夫の前で先生と話をしたいと看護師に言うこともあったが、Yさんは「俺が説明してるだろ、俺は分かってるから、いいんだ」と言い、妻と看護師のみで話をすることも良く思わず、患者家族間への介入があまり行えないまま治療が進んだ。Yさんには、薬の内服方法や化学療法の副作用対策について自己解釈による誤解もあった。本人からの説明は家族へ正しく伝わっているのか、なぜ医師から妻へ話をしてもらうことを嫌がるのかと疑問が沸き、私は、本人のサポートのためには家人に状況をきちんと理解してもらった方がいいと思っていた。

その後、Yさんは、家族との時間を大事にしたいとか、妻は心配性だから家族の方が心配などと胸の内を語るようになります。一方、妻と息子たちには、予後は1年くらいと説明がなされていました。Yさんには九州旅行の計画もありましたが、妻には伝えられていませんでした。上原さんは再び疑問に思います。「治療の都合があるとはいえ、なぜYさんは医療者には話をするのに家人への相談を後にされるのだろう？　家人にかける心配を増やしたくないのか？」

PCによれば、上原さんは最後まで夫と妻の間のすれ違いが気になったようです。彼女の夫婦観はまだまだ現在進行形のようです。

＊

５枚目は、広瀬祥子（仮名）さんの「パラレル・チャート を書こう」。紙上での詳細な開示は憚られるところがあります。彼女のまとめがすべてを語るのではないでしょうか。

今回の事例は医師間の考え方の違いや患者の苦悩に挟まれ、何とも言い難い感情に襲われた。また、治療と呼べることを長期的に行わないまま関わることを強いられて、辛い気持ちもあった。何と励ませば良いかわからなくなることもたびたびあったが、手術という目標があったこと、それに向かって患者と家族の関係が良く前向きであった所に救われた。今回の看護がどう患者へ影響を与えたのかはわからないが、医師や患者との関わりや、患者への寄り添い方を考える良いきっかけとなった。

タイトル通りの症例です。それでも、２か所ほど抜き書きしておきたいと思います。「ある時、『喉が渇いたから水を飲んだ、この苦しみは味わった人にしかわからない』とノートに書いてある。本来注意すべきことであるが、患者の気持ちを思うと何も言えなかった。少し間をおいて私は、絶飲食に耐えていることをねぎらい、今までの我慢を無駄にしないためにも絶飲食は守ってほしいと伝えた。患者の表情は日に日に暗くなり、無表情となった。そして、不眠を訴えるようになり、苛立った表情や会話をすることが増えた」。「約１か月この状態が続き、患者のもとに行くのが辛くなった。どう励まして良いか悩む日々が続いた」。

＊

６枚目は林容子さんによるものです。全文を以下に提示しましょう。

Ｓさんとの出会いは10か月くらい前でした。９西病棟に病棟異動したばかりで、毎日とまどいながら業務をこなしていた私にとって、術後の化療のために繰り返し入院してくるはじめての患者さんでした。その頃には右目がほとんど見えない状態でしたが、日常生活は自立していて、化療の有害事象もほとんどなく、いつも３泊４日のため、あまり印象に残る患者さんではありませんでした。ご家族とも話をすることはほとんどありませんでした。

化療を６コース終えたしばらく後、Ｓさんは、がん性髄膜炎のために緊急入院となりました。９西病棟に転入してきたＳさんは、全盲、髄膜播種のために、めまいと頭痛・嘔気があり、床上生活となっていました。本人には知らされてはいなかったけれど、予後２～４週間。今回の入院では、お母さんが24時間付き添いをされていました。高齢で足が悪く杖をついているお母さんは、ひとり娘のことが心配で、そして最期を看取る覚悟で、体調を崩して胆嚢炎になってしまっても、近医で点滴だけを受けて、Ｓさんのそばに付き添い続けていました。

私はＳさんのことだけでなく、お母さんのことも心配で仕方がありませんでした。徐々にＳさんの全身状態が悪化してきた時、お母さんは強い腰痛を訴え始めました。お母さんが倒れてしまってはいけないと思い、私は受診を勧めました。はじめは日曜日だからと渋っていましたが、救急外来もあることを話すと、午後からお父さんが交代で付き添うことになり、お母さんは受診することになりました。その日、午前半日勤務であった私は、帰宅する前にＳさんの部屋に寄り、「また夜中から来ますね」と声をかけると、「一緒に頑張りましょうね」とお母さんは笑顔で答えられました。

翌日、深夜で出勤すると、Ｓさんの部屋の前にＳさんの名前がなく、部屋は真っ暗になっていました。慌ててカルテを見ると、午後、お父さんが到着し、お母さんが受診に出かけた数分後に、吐血によりＳさんが亡くなられたこと、主治医から電話でＤＮＲ（注：蘇生措置拒否）について話がされ、急いで戻ってきたものの最期には間に合わなかったことを知りました。お母さんは、「何てことをしたんだろう。私一生後悔する」と動揺、後悔されていたようでした。呼吸状態は悪化してきていたけど、しっかり会話はされていて、まさかお母さんの受診中に亡くなられるとは思ってもみなかった……体調が悪くてもここまで頑張って付き添ってきたお母さんに最期を看取らせてあげることができなかった……どうして受診なんて勧めてしまったんだろう……私は後悔の気持ちと、お母さんに謝りたい気持ちでいっぱいになりました。

Sさんのことを緩和ケアチームのSTAS-J（注：緩和ケアにおける評価尺度のひとつ）の症例として発表した数日後、総合案内から病棟に、Sさんという方が私に会いに来ているとの連絡がありました。きっとあの日のことを責められるんだろうという覚悟で総合案内まで行ってみると、遠くから杖をついてこちらに歩いてくるお母さんの姿がありました。「また夜来るね、って言われたけど、あの日にあの子が逝っちゃったもんだから、あなたに挨拶もできなくて。一度あなたにお礼を言わなくちゃと思ってたの」と私の手を握りながら、笑顔を見せてくれました。私が最期を看取らせてあげられなかったことを謝ると、「あの子はきっと私を後悔させてやろうと思って、それであの時に逝ったんじゃないかなって思ってるの」とお母さんはいたずらっぽく笑ってくれました。そして、「ずっと個室に行きたがってて、それで個室に移動できて、私もあの子もすごく安心したんです。ああ、ここでこの子を逝かせてやりたいなってずっと思ってたから、私、あそこであの子を逝かせてあげられて本当に幸せでした」と涙ながらに話されました。大事な娘を亡くして数週間しか経っていないのに「幸せでした」というお母さんの言葉に、Sさんが亡くなってから私の心の中にずっとあった罪悪感は小さくなり、何だか温かい気持ちになりました。

Sさん、そしてSさんのお母さん、ありがとうございました。

真面目に臨床を続けていると、時に、神様のプレゼントとしか言いようのない症例に出会います。林さんもメンバーも、そのことを十分に理解しているようでした。

＊

最後は、代読。永田智子さんは出張で参加できなかったため、私にPCを託しました。タイトルは「涙の意味」。

今日は、不覚にも涙が流れた。いつもの患者との面談のはずだったのに……。

外来診察が始まると、M氏は息急き切って、治療はしない、緩和ケア病床を選ぶ、半年お世話になった、3月末に終わりにしたい、家族に迷惑をかけたくない、麻薬を今以上に強くしてほしい、そして主治医や私にお世話になりましたと繰り返した。とても、主治医と私の話は耳に入らない。主治医との会話は平行線をたどる。緩和ケア病床の正しい情報提供とは唯の名目で、実のところ、気分転換、主治医と距離を置くための、部屋をかえての面談継続を提案。M氏は快諾した。

「なぜ緩和なのか？」。M氏は時折、涙を我慢しつつ、自分自身のライフレビューを訥々と語りながら、私の問いに答えてくれた。彼は母親との死別体験を未だに苦しみとして抱えていた。小学校4年生。学校に迎えが来たが、それは血縁者ではなく家政婦で、幼ながらに、とっさに母親の死を覚悟した。その傍らで、まだ2年生であった、何もわからず無邪気な弟の笑顔が、M氏の苦しみをさらに助長した。そんな無邪気な弟の面影を語るM氏は、成人後、その弟とも死別している。部位は違うが、母も弟もがん死である。そんな苦しみを味わったからこそ、父として残される娘には、同じ思いをさせまいと、一人で死ぬこと、迷惑じゃない方法を選ぶこと、自分はすでに役に立たない人間だから早く終わりにしたほうがいい、家に居たいが第一発見者になるのが末の娘ではあまりにも可哀想と、必死に最期の段取りをすすめようとしている。しかも、誰にも相談せずに、一人で……。「なぜ3月なのか？」。3月の下旬は、春休みで受験もない、単なる進級を迎えるだけの春なので、子どもへの影響が少なく、みんながいる……。

今回のM氏の決意。ただものではなく、本当に自ら旅立ってしまうかもしれない、私の恐怖感と不安は一気に高まった。それと同時に、なぜ、M氏はもっと自分らしく生きられないのか、自分自身を大切にしていいのに、なぜ、自分の生きてきた人生の誇りをすべて振り払おうとするのか？　なぜそこまで、自分自身を迷惑な人間だと落とし込まなければいけないのか？　苦しみもがくそんなM氏に何が支えになろうか？　話しながら、「貴方を止められないかもしれない……」と言ってしまった。

その瞬間、堪え切れなくなった涙が、私の目から溢れた……。

「あなたはあなたのままで大切なのです。あなたは人生最後の瞬間まで大切

> な人です。ですから、私たちはあなたが心から安らかに死を迎えられるだけではなく、最後まで精一杯生きられるように最善を尽くします」（C．ソンダース）
>
> 何度も何度も、この言葉を思い出しながら、そう語りかけながら、面談を終えた。自宅に戻っても、自問自答は続き、何ができたのだろうか、M氏は今、何を考え、どうしているだろうかと。

いつもながらの永田節であることは誰もが承知していましたが、ソンダースの言葉が、こんなふうにも使われるのだと多くの人が思ったことでしょう。

おわりに

ナラティブ・メディスンの「物語能力」とは実のところ何なのかと時折考えていました。その三本柱である「読むこと」、「書くこと」、そして「書いたものを共有すること」がうまくなるだけでは足りないことはわかっていました。小説を精読するのはそこからより多くの情報を引き出すことであり、患者について書くのは自分が相手の何に共鳴したのかをまとめることです。そして、書いたものを共有するのは、何も医療者の間に限らず患者やその家族との間でも、忘れることを拒む手段です。しかし、それらを対話の場で一気に駆動するものは何なのか？

なんとなくそれがわかったのは、2015年６月17日、名古屋でシャロンさんに会い、リタ・シャロンとパティ・スミスはいとこなのだという私のジョーク[*]に彼女が大笑いしたときです。彼女はすぐに、大学の卒業式で代表スピーチをしたときロバート・コールズが主賓だったことを想起し、私が謹呈した拙著『ナラティブ・メディスン入門』66頁を開いて、佐藤琢也先生の（英語

＊　私は少し前にパティ・スミスの“Just Kids”で絶妙な preface を読み、その風貌も相俟って、シャロンさんとのつながりを感じました。文学的には、シャロンさんの父は Robert Coles で、コールズの父は W. C. Williams、方やパティ・スミスの父は Allen Ginsberg で、ギンズバーグの父も WCW なのですから、ふたりはいとこです。

で書かれた）コールズの思い出を示すと、私だけのためにそれを朗読し、「ビューティフル！」とため息をつきました。両者が意気投合するには、相手と共鳴することが必要です。共感（能力）ではありません。まるで、久しぶりに仲のよい姉に会ったようでした。

最後に、「あなたのことをまわりの医者はnutsだと思わないか？」と軽く訊いてくれたのも忘れられません。（小森康永）

［謝辞］愛知県がんセンター中央病院の2014年度緩和医療委員会の全メンバー、殊にパラレル・チャートを書いてくださった７名の看護師たちにこころから感謝しています。

文献・資料（第１部・第２部）

第１章

(1) 後藤雅博「家族心理教育」日本家族研究・家族療法学会編『家族療法テキストブック』金剛出版、2013年

(2) 小森康永『緩和ケアと時間―私の考える精神腫瘍学』金剛出版、2010年

(3) 渡辺俊之、小森康永『バイオサイコソーシャルアプローチ―生物・心理・社会的医療とは何か？』金剛出版、2014年

(4) McDaniel, S.H., Hepworth, J., Doherty, W.J.(eds.): *The shared experience of illness*. Basic Books, 1997.（小森康永監訳『治療に生きる病いの経験』創元社、2003年）

(5) Mullan, F.: *Vital signs: a young doctor's struggle with cancer*. Farrar, Straus and Giroux, 1983.

(6) Mullan, F.: Seasons of survival: reflections of a physician with cancer. *N Engl J Med* 313(4): 270-273, 1985.

(7) Ungar, M.: *Strength-based counseling with at risk youth*. Corwin Press, 2006.（松嶋秀明、奥野光、小森康永訳『リジリアンスを育てよう』金剛出版、2015年）

(8) Werner, E.E., Smith, R.S.: *Journeys from childhood to midlife: risk, resilience, and recovery*. Cornell University Press, 2001.

(9) Wolin, S.J., Wolin, S.: *The resilient self: how survivors of troubled families rise above adversity*. Villard Books, 1993.（奥野光、小森康永訳『サバイバーと心の回復力―逆境を乗り越えるための七つのリジリアンス』金剛出版、2002年）

第３章

(1) がん対策推進協議会緩和ケア専門委員会「緩和ケア専門委員会報告書―今後の緩和ケア対策のあり方について（案）」2011年（http://www.mhlw.go.jp/stf/shingi/2r9852000001mvcj-att/2r9852000001mvhf.pdf）

(2) 緩和ケア.net「『医療用麻薬』の誤解」（http://www.kanwacare.net/kanwacare/point04.php）

(3) 緩和ケア.net「緩和ケアニュース」（http://www.kanwacare.net/news/2015/0325_492.php）

(4) 国立がん研究センター がん情報サービス『家族ががんになったとき―患者さんを支える６か条』（http://ganjoho.jp/data/public/qa_links/brochure/odjrh3000000pusy-att/201.pdf）

(5) 日本ホスピス緩和ケア協会ホームページ（http://www.hpcj.org/what/definition.html）

(6) Cassidy, J., O'Shaughnessy, J., Schmoll, H. et al.: Effect of dose modification on capecitabine efficacy: data from six randomized, phase Ⅲ trials in patients with colorectal or breast cancer. (2011 ASCO annual meeting, abstract number: 3627)

(7) Cassidy, J., Twelves, C., Van Cutsem, E. et al.: First-line oral capecitabine therapy in metastatic colorectal cancer: a favorable safety profile compared with intravenous 5-fluorouracil/leucovorin. *Ann Oncol* 13(4): 566-575, 2002.

(8) OPTIMプロジェクト「医療用麻薬（モルヒネなど）をはじめて使用するとき」（http://gankanwa.umin.jp/pdf/pamph02.pdf）

(9) Temel, J.S., Greer, J.A., Muzikansky, A. et al.: Early palliative care for patients with metastatic Non-Small-Cell Lung Cancer. *N Engl J Med* 363(8): 733-742, 2010.
(10) Yoong, J., Park, E.R., Greer, J.A. et al.: Early palliative care in advanced lung cancer: a qualitative study. *JAMA Intern Med* 173(4): 283-290, 2013.

第４章

荒尾晴恵、森田達也「緩和・サポーティブケア最前線」『がん看護』20巻２号、105-310頁、2015年
NPO 法人日本医療ソーシャルワーク研究会編『医療福祉総合ガイドブック　2015年度版』医学書院、2015年
がん情報サービス「家族ががんになったとき」(http://ganjoho.jp/public/support/family/fam01.html)
荘村明彦『社会保障の手引―施策の概要と基礎資料』中央法規、2013年
瀬山留加、武居明美、神田清子「進行がん患者の家族が抱える苦しみの検討」『日本看護研究学会雑誌』36巻２号、79-86頁、2013年
中村喜美子、大西和子「大学病院に入院する終末期がん患者の家族の思いに関する研究」『三重看護学誌』８巻、21-31頁、2006年
ホスピス財団「ホスピス・緩和ケアに関する意識調査」(http://www.hospat.org/research-top.html)

第５章

(1) アフラック「『がんサバイバー』向けアンケート調査報告」2012年（http://www.aflac.co.jp/news_pdf/20120223.pdf）
(2) 井上絵未、大沢かおり、小林真理子他「がんになった患者の子どもへの病気説明に対する実態調査―その３説明を受けた子どもの反応（アンケートからの質的分析）」『第16回日本緩和医療学会学術大会プログラム・抄録集』2011年
(3) 河村洋子、助友裕子、片野田耕太「学童向けがん教育の開発と評価―がん教育の在り方への示唆」『熊本大学政策研究』１巻、69-84頁、2010年
(4)「墨田区がん対策基本方針［概要版］」2014年（https://www.city.sumida.lg.jp/sumida_info/ku_kakusyukeikaku/cancer.files/summary.pdf）
(5) 村瀬有紀子、井上実穂、茶園美香他「がんになった患者の子どもへの病気説明に対する実態調査―その２がん患者が子供に病気を説明する背景」『第16回日本緩和医療学会学術大会プログラム・抄録集』2011年
〔参　考〕
キャサリン・マッキュー（制作協力 Hope Tree）『だれも分かってくれない！―思春期の子どもにとって、親ががんの患者であるということ』ノバルティスファーマ

第６章

(1) 国立がん研究センターがん情報サービス『がんの療養と緩和ケア』（http://ganjoho.jp/public/qa_links/brochure/care.html#204）
(2) 日本ホスピス緩和ケア協会編・監修『ホスピスってなぁに？―困っているあなたのために（第９版）』2007年
〔参　考〕
緩和ケア. net（http://www.kanwacare.net/）
国立がん研究センターがん情報サービス（http://hospdb.ganjoho.jp/kyoten/）

特定非営利活動法人日本ホスピス緩和ケア協会（http://www.hpcj.org/uses/pcumap.html）

第7章

（1）White, M.: *Maps of narrative practice*. W.W.Norton, 2007.（小森康永、奥野光訳『ナラティヴ実践地図』金剛出版、2009年）
（2）White, M.: *Narrative practice*. W.W.Norton, 2011.（小森康永、奥野光訳『ナラティヴ・プラクティス』金剛出版、2012年）
（3）White, M., Epston, D.: *Narrative means to therapeutic ends*. W.W.Norton, 1990.（小森康永訳『物語としての家族』金剛出版、1992年）

第8章

（1）小森康永、H・M・チョチノフ『ディグニティセラピーのすすめ―大切な人に手紙を書こう』金剛出版、2011年
（2）小森康永「エンド・オブ・ライフという時間と家族」『家族看護』12巻1号、73-81頁、2014年
（3）寄藤文平『死にカタログ』大和書房、2005年
（4）Akechi, T., Akazawa, T., Komori, Y. et al.: Dignity therapy: preliminary cross-cultural findings regarding implementation among Japanese advanced cancer patietns. *Palliat med* 26(5): 768-769, 2012.
（5）Chochinov, H.M.: Dignity-conserving care: a new model for palliative care. *JAMA* 287(17): 2253-2260, 2002.（「尊厳を守るケア―新しい緩和ケアモデル」文献1所収）
（6）Chochinov, H.M.: Dignity and the eye of the beholder. *J Clin Oncol* 22(7): 1336-1340, 2004.（「尊厳と、見る人の眼」文献1所収）
（7）Chochinov, H.M.: *Dignity therapy: final words for final days*. Oxford University Press. 2012.（小森康永、奥野光訳『ディグニティセラピー―最後の言葉、最後の日々』北大路書房、2013年）
（8）Chochinov, H.M., Hack, T., Hassard, T. et al.: Dignity therapy: a novel psychotherapeutic intervention for patients near the end of life. *J Clin Oncol* 23(24): 5520-5525, 2005.（「ディグニティセラピー―終末期患者に対する新しい精神療法的介入」文献1所収）
（9）Chochinov, H.M., Kristjanson, L.J., Breitbart, W. et al.: Effect of dignity therapy on distress and end-of-life experience in terminally ill patients: a randomized controlled trial. *Lancet Oncol* 12(8): 753-762, 2011.
（10）van der Maas, P.J., van Delden, J.J., Pijnenborg, L. et al.: Euthanasia and other medical decisions concerning the end of life. *Lancet* 338(8768): 669-674, 1991.
（11）Wolin, S.J., Wolin, S.: *The resilient self: how survivors of troubled families rise above adversity*. Villard Books, 1993.（奥野光、小森康永訳『サバイバーと心の回復力』金剛出版、2002年）

第9章

（1）小森康永『ナラティブ・メディスン入門』遠見書房、2015年
（2）Charon, R.: Narrative medicine: attention, representation, affiliation. *Narrative* 13(3): 261-270, 2005.
（3）Charon, R.: *Narrative medicine: honoring the stories of illness*. Oxford University Press, 2006.（斎藤清二他訳『ナラティブ・メディスン』医学書院、2011年）

●編者＝小森康永（こもり・やすなが）

1960年岐阜県生まれ。1985年岐阜大学医学部卒業。同大学小児科に在籍。1995年名古屋大学医学部精神科へ転入後、愛知県立城山病院に勤務。現在、愛知県がんセンター中央病院緩和ケアセンター長。2013年より日本家族研究・家族療法学会編集委員長。主な著訳書に、『ナラティブ・メディスン入門』（遠見書房）、『緩和ケアと時間』（金剛出版）、『ディグニティセラピーのすすめ』『バイオサイコソーシャルアプローチ』『終末期と言葉』（いずれも共著、金剛出版）、『治療に生きる病いの経験』（監訳、創元社）ほか。

●著者＝愛知県がんセンター中央病院緩和ケアセンター

谷口浩也（薬物療法部、腫瘍内科医）／下山理史（緩和ケアセンター副センター長、緩和ケア医）／松崎雅英（緩和ケアセンター薬剤部、がん薬物療法認定薬剤師）／向井未年子（緩和ケアセンタージェネラルマネージャー、がん看護専門看護師）／船崎初美（地域医療連携・相談支援センター、精神保健福祉士）／柴田亜弥子（看護部、がん看護専門看護師）／井上さよ子（緩和ケアセンター、がん看護専門看護師）／深谷恭子（看護部、緩和ケア認定看護師）／新田都子（緩和ケアセンター、がん性疼痛看護認定看護師）［執筆順］

はじめよう！がんの家《か》族《ぞく》教《きょう》室《しつ》

2015年８月20日　第１版第１刷発行

編　者——小森康永
著　者——愛知県がんセンター中央病院緩和ケアセンター
発行者——串崎 浩
発行所——株式会社 日本評論社
〒170-8474　東京都豊島区南大塚3-12-4
電話 03-3987-8621（販売）-8598（編集）　振替 00100-3-16
印刷所——港北出版印刷株式会社
製本所——株式会社難波製本
装　幀——図工ファイブ

ISBN 978-4-535-56342-1　Printed in Japan

第3部　補講

群像、あるいはティーンエイジャーのためのハレルヤ

カズイスチカ著

信仰心あつい子どもの物語は、どれも嘘になりやすい。

F・オコナー、一九六九

第一章　星たちの失敗

堀川の左岸、瓶屋橋を渡ったところで、母は私を待っていた。金曜の午後は部活がないから、三時には私がここを通ると見越していたのだ。これまでも、何回かあった。たいてい母がピンチのとき。実際、母は今日、がんセンターへ行っていた。

「どうだった？」

「うん。乳がんって言われたわ」

「えっ……」母の答えはあまりにあっさりしていた。

「でね、急な話で悪いんだけど、あんた、これから、がんセンターに行ってくれない？『親ががんになった子どもたちの勉強会』っていうのがあって、担当の先生があんたにもきてほしいんだって」私は混乱した。

「ちょっと、待ってよ！　なんで患者でもない私が、そんなとこ行かなきゃなんないの？　しかも母さんががんって言われた、その日に」こんな展開、私は全然予想してなかった。

「それはさ……先生に訊きなさいよ。きっと、がんの治療には家族の協力が必要だからって言うと思うわよ」たしかにそうだ。

「でも、勉強会とかって、普通、子どもの病気について親が話し合ったりするんじゃないの？これじゃ話が逆じゃん！」

「もう、四の五の言わないの。これ、パンフレット。地図もそこに載ってる。日比野から地下鉄

に乗って、金山で環状線に乗り換えたら、自由ヶ丘で下りる。四時からだから、余裕。スクバは私が持って帰っとく。夕飯はあんたの好きな油淋鶏だよ。はい、行っといで」

親ががんになった子どもたちの勉強会に、私はこんなふうにして送り出された。母の突然の頼みごととか指示には慣れてたけど、さすがに、今回のはちょっときつかった。夕飯に油淋鶏と言われても全然うれしくなかった。私は作り笑いで、母から離れた。金山で乗り換えたところまでは覚えているけど、あとはずっと頭のなかで「がん」という言葉と「死」という言葉が入れ替わるだけだった。

そのうち、いろんな疑問が湧いてきた。乳がんってどのくらいの人が生き残るの？　手術したら、胸は本当になくなるの？　母も抗がん剤で髪の毛が抜けるのかな？　ほかにどんな副作用があるの？　ストレスがたまって、母はがんになったんだろうか？　がんって遺伝するの？　日本人の死亡原因の一位ががんだって、保健で習ったけど、それだけ。新聞でがんを取り上げた記事を見ても、なんだか難しそうで、飛ばした。もっとちゃんと読んでおけばよかったかな。私、がんのこと、何も知らない。

自由ヶ丘のアナウンスが聞こえたのは奇跡だ。地下鉄の駅の東口を出ると、がんセンターはすぐそこに見えた。近代的な九階建ての建物。玄関を入ると、アトリウムが上のほうまでスーッと伸びていた。壁には本がズラッと並んでいる。「貸し出し文庫」と書かれたところで、エプロン姿の人たちが手際よく働いている。

勉強会があるのは、二階の緩和ケアセンターというところだ。階段を上がって、三階へのエスカレーターを通り過ぎると、緩和ケアセンターの標識が見えた。右に入ると、相談室Aがあった。丸

いテーブルにオレンジ色の椅子がきっちり十脚並んでいた。

そして、そこにはもう、四、五人の中高生が座っていた。でも、誰も一言も話していなかった。

私は、手持ち無沙汰で、母の渡してくれた紙袋を開けてみた。なかには、勉強会の日程や講義内容について書いたお知らせ、そして一冊の本が入っていた。『さよならを待つふたりのために』。ジョン・グリーン? 聞いたことのない作家だ。本の裏にはこんな説明があった。

「ヘイゼルは十六歳。甲状腺がんが肺に転移して以来、もう三年も酸素ボンベが手放せない生活。骨肉腫で片脚を失った少年オーガスタスと出会い、互いにひかれあうが……」

小児がんの子どもたちのサポートグループの物語。サポートグループって何? もしかして私が一〇〇%がんになるってこと? 今からその準備で、こんな本、読まなくちゃいけないの? まさか。でも、もしそうでないなら、親ががんになると、子どもの生活がどんどん変わっていってしまうということなの? 本を開くと、冒頭は主人公ヘイゼルのつぶやきだった。

「がんのパンフやサイトには必ずこう書かれている。気がめいるのはがんの副作用のひとつである。でも本当は、気がめいるのはがんの副作用じゃない。死の副作用だ。(がんも死の副作用のひとつだ。ほとんどなんだってそう。)」

気がめいるのは、がんの副作用にみえるけど、実は死の副作用。私は、これにすっかり気がめいった。母が死ぬことの副作用なの? 死ぬことの副作用……次の文字を読んでいくのが怖くなってきた。すべてが死につながっていくみたい。

顔を上げると、長い白衣を着た中年の医者と、母より少し若い看護師がテーブルの向こうにいた。やさしそうな人たちに見えたけど、私の頭のなかは、死の言葉の連続であふれそうだった。

「こんにちは」看護師がやさしく言った。

「今日は、がんを抱えた親を持つ中高生に集まってもらいました。親御さんからおおまかな話は聞いてるかな？　みんながこの場所を気に入ってくれて、これから来年の二月まで、毎月第三金曜の午後に、一緒に勉強できればと思います。

私は、このプログラムの責任者で看護師のオサナイシズクです。名字は、長く内側、シズクは雨に下と書きます。それからもうひとり、今日は、ゲストで精神科医のコバヤシマサヤス先生にきてもらいました。小さな林で、正しく健康。じゃ、とりあえず自己紹介から始めましょうか。内容は自由だけど、名前の由来か、名前にまつわるエピソードを聞かせてくれるとうれしいな。誰からいく？　えーっと」そこで、なぜか長内さんと私の目が合った。

「じゃあ、あなた。いい？　今、目が合った」

気分はかなり落ち込んでいて、はっきり言って最悪の状況だった。でも、こういうことはさっさと終わらせたいから、「はい」と言って、話し始めた。

「私は、ついさっき、学校帰りに、お母さんからここへくるように言われました。お母さんは今日、乳がんと診断されたばかりです。くわしいことは何も聞いていません。年は中二です。名前は、タバタメグミ。漢字はみなさんの想像どおり。田んぼと畑に、恵み。友達は私のことをグミと呼びます。あだ名はかなり気に入っているので、みなさんもグミと呼んでくれるとうれしいです」

「はい、グミですね」

「ひとつ訊いていいですか？」私は長内さんに訊ねた。

「何？」

「どうして私は、ここにくるように選ばれたのですか？」

「グミは、お母さんの希望です。院内に貼ってあった参加者募集のポスターをご覧になって、私

に連絡してこられたのよ。対象年齢はぴったりだったし、今日の今日だったから即決したの」

担当の先生の指示じゃなかった！　もしも母が余命わずかで、娘がショックを受けないように、なんて話だったらどうしようかと思った。

「はい。じゃあ、次は……時計回りでいこうか」

長内さんの接し方は悪くない。子どもだと思って媚びるでもなく、かといって大人の上から目線でもない。背も高くてパンツルックの長内さんは、仕事もテキパキできそうな感じがした。長い髪をお団子に結っている。美人で、独身って雰囲気。カッコイイ。

「僕は、こんなとこ、きたくはなかったんです。なんか、可哀想な子どもの見本みたいで。変に同情されるんじゃないかとか、医者や看護師の研究対象になるだけじゃないかって。病院って、そもそも辛気くさいし。とくに、がんセンターだから、死ぬのを待ってる人も多いんでしょ？　でも、母親が真顔で言ったんです。『お願い』って。なんか、あの目見たら、嫌だとは言えなくなっちゃって。もしかしたらこれが最後の親孝行かもしれないと思ってきました。名前はアオヤマスナオです。名字は普通だけど、スナオはたいていジュンと読み間違えられる。どっちかというと、そのほうがいいけど。僕も中二です」

変な奴。名前はスナオでも、本人、キツすぎる。あだ名はアオジュンでいいや。制服からすると、市内の公立中学だ。

「クロダサエコです。私は、がん患者の子どもとしては、ある意味、プロの域に達していると思います。父が急性骨髄性白血病を発症して、今年で十年になります。父は大学教授で、治療の合間を縫って、学生を教えています。母も予備校の講師をしていて、だからか、たいていのことは、ひとりでやります。高三なので、来年は名古屋を出るつもりです。国公立の医学部で奨学金をもらお

うと思っています。臨床心理学にも興味があります。親のがんが子どもにどんな影響を与えるかが、私のライフワークだからです。このグループへの参加は、私のためというよりも、スタッフのためになるかと思ってきました」

すごい。なんだか近寄りがたいオーラがある。だけど、ちょっと憧れる。スラッとしていて、長い髪はポニーテールにして、ボルドーの眼鏡が色白の顔によく似合っている。制服は星ヶ丘の市立高校。やっぱり、頭いいんだ。

次に話し出したのは、まだ制服が顔になじんでいない、少年という言葉がぴったりな子だった。

「みんなの話、聞いていて、なんかすごいなって思いました。僕の場合、母さんが今、大腸がんで入院しています。三年前に手術したけど、先月、再発して、もう一回手術を受けたあと、化学療法をしています。がんは取り切れたし、薬もよく効いているみたいです。妹はまだ小三で、僕も中一だから、大丈夫かなって心配されるけど、うちには爺ちゃんも婆ちゃんもいて、なんとかやっています。名前は、サトウカナメです。父親がつけたそうです。カナメって、ちょっと古い感じがするけど、『重要』ってよく出てくるし、悪くないと思います。家は岐阜です」

カナメは見かけによらず、しっかりしているみたいだ。そう思った瞬間だった。

「エイサップ、エイサップ、五階東病棟」

いきなり院内放送が入った。長内さんと小林先生の顔が一瞬固くなった。

「何ですか、今の」アオジュンが長内さんに訊いた。長内さんは一瞬何かためらうような顔をしたあと、話し始めた。

「うん。そうね、みんなには特別に教えます。ＡＳＡＰ《エイサップ》はAs soon as possible の略。つまり、患者の容態が急に悪化したので、手の空いた医師はできるだけ早くそこへ直行せよ、という指示で

す」大きく息をはく音が聞こえた。

「たしか、消化器病棟は七階……」カナメが言った。

「ごめん、母さん、ステージⅣだから、つい……」

部屋の空気がシーンとなった。私は、何が何だかよくわからなかったけど、カナメの背負っているものの重さを感じた。少しして、小林先生が沈黙を破った。

「ステージⅣって、どういうふうに聞いてる？」

「だいぶ進んでいるってことだと聞いています」

「そうかあ。それは、ちょっと間違いだな」

「どうしてですか？　ステージはⅠからⅣまでしかないって聞きましたけど……」

「そこは間違ってないよ。進むってところが違うんだ。がんはね、広がりで分類されているんだ。空間分類なんだよ。でもね、進むって言うと、たいていの人は時間分類だと誤解する。つまり、がん細胞がひとつからだのなかにできてから、その人ががんで死ぬまでの時間を四つに分けて、その最後の時期だと思っちゃうんだ。ステージごとの五年生存率もその数が多いほど低いから、医者でも、時間分類ではないということを意識していない者が少なくない。でも、ここは重要だよ。どんなに広がっていても、そのがんが、たとえば抗がん剤によく反応するものだったら、全部消えてなくなることだってあるわけだ。時々、『私はステージⅣから奇跡の生還を果たしました』なんて言う人がいる。たしかにそれは稀なことかもしれないけれど、それを奇跡だなんて言うのは、どこかで時間を巻き戻したみたいに思っているわけで、医学的に言えば、間違っている。つまり、がんの分類は、がんと診断されたときにからだのなかでどこまでがんが広がっているかで分けられる空間分類なんだ」

「そうなんだ」カナメはもう一度、大きな息をした。

「じゃあ、俺が最後だな。ササキツトム。名前の由来を訊いたことはない。だいたい、訊いてもそれほど面白い答えは返ってこないと思う。俺、ちょっと前までからだが小さくてやせてたからか、軽くみられて、ずっと、ベン、ベンって呼ばれてきた。でも、急に背が伸びて、自分でもびっくりするくらい肩幅も広くなったからか、ササキ君なんて呼ぶ奴も出てきて、今、変な感じなんだよね。半年前、親父が肺がんと診断された。全部取り切れたって言うんだけど、本当かなって思う。俺も高三だから、余計な心配かけたくないって親心じゃないのかな。俺は、こう見えても、いろいろマジで考えるんで。なんで親父が肺がんなんかにならなきゃいけないんだとかさ。勉強会のポスター見て、ちょうどいい機会だと思って、自分で希望して、ここにきました。よろしく」

ベンは、滅茶イケメンだった。直接、話しかけられたら、絶対ドキドキする。制服はたしか、この近くにある仏教系の私学のような気がする。長内さんが続けた。

「今日は五人だけど、あとふたり、入会予定があります。勉強会のルールとして、メアド交換は禁止。もしも突然つらいことが起きたりして、誰かに話したくなったら、私に電話すること。それから、勉強会の内容については、ほかで話さないこと。これは守ってね。でも、手紙なら書けるように住所録は作りました。住所録からはずしてほしい人はいますか？」黒田さんが手を上げた。

「私、受験生なので、それはパスさせてください」

「わかりました。ほかには誰かいる？」残りのみんなはオーケーだった。

「昭和の子どもみたいにさせて、ごめんね。じゃあ、小林先生に第一回目の授業をしてもらいましょう。先生、よろしく」

小林先生はかなりリラックスしている。いつもこんな感じなんだろうか。

「最初だからね、総論から始めよう。つまり、細かいことはあとで勉強するとして、基本的に何が大事かってことだ。がんの親を持った君たちが、まず頭に入れておかないといけないことは何か。何だと思う？」黒田さんが即答した。

「親はがんで死ぬかもしれないということですか？」

「うーん、仲々きびしいことを言うんだね。それを頭に入れておくと、どうなる？」

「子どもは現実的になるんじゃないですか。親からみたら、しっかりするというか。だから、親は安心するかもしれませんよね。自覚ができたって」

「なるほどね、少なくとも君はそうだった」

「ええ」

「そうだろうな。でもね、そういうことは僕たちからわざわざ言われなくても、みんな、そう考えるものじゃないかな？」

私は思わず「はい」と大きな声を出して手を上げた。すると、みんなが笑った。小林先生も笑った。

「ありがとう。でも、手は上げなくていいよ。普通に、話に割って入ればいいんだ」

「はい。私、今日、がん患者の親を持つ子どもになりたての新米ですけど、最初から、そう思いました。もしかして、お母さんは死ぬのかなって。でも、すぐに、そんなはずないよね、と自分に言い聞かせました」本当は、今もまだ、そう言い聞かせている最中で、不安で一杯だけど……。すると、カナメが続けた。

「僕は今もまだ、母さんはがんで死ぬんじゃないかって思っちゃいます。薬は効いても、それでがんが消えるって保証はないし……」

「そうだね。たいがい悪いほうに考える。がんは治らないんじゃないかとか、もしかしたら、親

ががんになったのは、自分がいろいろわがまま言ってストレスかけたからじゃないかとか、考え出したらきりがない。

それで、僕が君たちに最初の授業で言いたいのはね、親ががんになったのは、君たちのせいじゃないってことなんだ。とりあえず、がんのほとんどは原因不明だ。原因があって結果があるって、みんなそう考えたがるけど、そんなふうにうまくつながることなんて、世の中にはそれほど多くない。がんもそのひとつだ。

グミ、その本、ちょっと上に上げて、みんなに見せてくれる？」

今日はよく手を上げる日だ。みんなは、そんな私を見て、また笑った。

「それは、がんになった子どもたちのサポートグループを舞台にした物語だ。君がなぜその本を読んでいるのか、僕は知らないけれど、それはとてもいい本だよ。君ががんでなくても、君がサポートグループに入っていなくても、それは読む価値のある本だ。実は、僕も、先月、読んだばかりだ。タイトルは『さよならを待つふたりのために』となってるけど、原題は何だった？」

私はすぐに表紙カバーを見た。“The Fault in Our Stars”

「翻訳のタイトルとはだいぶ違うよね。どんな意味かわかる人、いる？」私は黒田さんを見た。

「fault は It's not my fault の fault だから、責任という意味で、stars は複数だから、普通に星じゃなくて、星回りとか運命という意味ですね。直訳すると、『私たちの運命における責任』」

「さすが優秀な受験生、完璧だ。『星たちの失敗』なんて意味不明な訳はしない」

黒田さんが続けた。

「その言葉は、本のなかにも出てきますか？」

「うーん。ネタばれにならないようにしたいけど、これは、シェイクスピアの劇からの引用だ。

『ジュリアス・シーザー』で、キャシアスがブルータスにシーザー暗殺をもちかけるときに、こう言うんだ。『ブルータスよ、われらを導く星に罪はない、罪はわれら自身にある』ってね。それで、これをがんに関連づけると、結局、自分ががんになった責任はどこにあるのかという話になる。ところで、もしもその正しい意味をタイトルふうにすると、どうなる?」

「こうなった責任は私たちの運命にある」

「そうだね。でも、それだと、わざわざそんなタイトルの本、買って読む人いるかな? がんを運命として受け入れようというメッセージって、どうだろう? 登場人物は小児がんの子どもたちだからね、がんになったのは、少なくとも彼ら彼女らのせいじゃない。たとえば、大人がタバコの吸い過ぎで肺がんになったとか、酒の飲み過ぎで食道がんになったって反省するみたいなことは、子どもたちにはないわけだ。もちろん、子どもががんになったのは、親のせいでもない。

ところで、運命って何だと思う?」

私が答えた。

「自分たちではどうしようもできないこと」

「なるほど。そう思うよね。たとえば、がんの人は、がんではない人を見て、あの人たちはがんじゃないから、自分のような不幸な運命を背負ってはいないと考える。つまり、がんのない人が自らの人生をすべて自分で決めているように見えるわけだ。でも、実は、それがそうでもないんだよね。世の中の人は誰でも、なんらかの制約の下で生きている。そういう意味では、みんな誰でも運命を生きているわけだ。

その本の登場人物たちは、たまたま自分たちの場合、それががんだったと考えることができる。そのなかで精一杯自分らしく生きること、それが責任をとることなんだって。そうすれば、運命の

暗さもやわらぐ。タイトルは、『運命にだって責任はとれるんだ』とも訳せるね……ああ、これ以上言うと、説教臭くなるな。そろそろやめよう。でも、まあ、そういうことだ」

長内さんがまとめた。

「小林先生はむつかしいことを、それでもかなりわかりやすく話してくれたんじゃないかな。これからの授業でも難しい話が出てくると思うけど、その場で全部理解しようなんて思わないでね。君たちが何かを考えるきっかけになれば、それで十分だと私たちは思っています。じゃあ、今日は終わりましょうか。お疲れ。また、来月ね」

勉強会が終わると、なんだか頭がボーッとした。会自体は悪くなかったけど、一気にいろいろなことが起きた感じがした。

がんセンターを出たところで、平和公園一万歩コースの地図看板が目に入った。このまま道なりに坂を下れば、大きな池があって、その淵を歩けば、本山まで行ける。私は、きた道とは違うコースで帰ることにした。

池の淵には、ピカピカのマンションが建っていた。ベランダには何本か鯉のぼりが立っていて、赤や黒の鯉が風に吹かれて、気持ちよさそうに泳いでいた。あそこに暮らす家族の子どもたちはまだ幼稚園か小学生なのかな？　どの部屋からも、チカチカ光の反射する池の水面と、それを取り囲む大きな樹々が一望できるはずだ。私の住んでるところとは全然違う。

ふと目を右に向けると、眼下には、名古屋の街が広がっていた。私は道なりに進み、若葉が出たばかりの巨木の下をゆっくり歩いた。歩いているうちに、少しだけからだが軽くなったような気がした。

第二章　驚　異

四月の勉強会のあと、わたしは自分の名前の由来なんか考えたこともなかったことに気づいた。サエコ。冴えた頭の娘に育ってほしい、それ以外に何があるんだろう。そう思うだけで、ほかの可能性を考えなかった。

勉強会に参加したほかの子たちは、地下鉄自由ヶ丘駅を目指して一階へ降りていった。でも、わたしのほかに、ベンがそのまま二階の北口に出た。わたしの家は東山公園駅の近くだけど、バスで新池まで行くつもりだった。新緑の平和公園のなかを、のんびりバスに揺られたかった。

「家、どこ？」ベンが訊いてきた。

「東山」

「結構、ここから近いんだな。俺の家は名東区。東山なら、桜の園まで乗せてくよ」

そう言うと、ベンは玄関脇の駐輪スペースに止めてあった自転車を指差した。わたしは、自転車の後ろに乗せてもらったことなんて一度もなかった。

「ありがとう」

ベンの自転車に乗って、今までは気づかなかった通りの独特の雰囲気を感じる。

「ベン、他校生軟派してんの？」

向こうから歩いてくる何人かの男子たちが冷やかしの声を上げる。ベンの通う高校は、この近くにある私立高校だから、クラスメイトとすれ違うのはごく自然なことだ。ベンは「バーカ」と返す。

風を切って、まっすぐ進む。平和公園の真ん中を南北に走るさくら並木までくると、すれ違う高校生はいなくなった。そして、葉桜の下を長い下り坂が続く。

「どうだった？」ベンは突然言った。

「勉強会のことはあとで話さないように、看護師は言ってたけど」

「じゃあ、何、話す？」

「ベンはどこの大学、行くの？」

「さあなー。学部だって、まだ決めてないし。お前は？」

高三の一学期なのに、まだ志望校を決めていない。

「東京の医学部か心理学科で特待生にしてくれるところ」

「すげえな」

「もう何年も前から決めてたことだから」

「へー、俺ら、アリとキリギリスだな」自転車を走らせながら大きな声で叫ぶベンの返事は、少し笑えた。

「女子高生に昆虫メタファー使うの？」

「ごめん、ごめん」素直に謝るベン。

「別にいいわよ。迷える子羊くん。わたしについてきたら？」

「いいわ、遠慮しとく」

しばらく沈黙が続いた。

「もう一回、自己紹介していい？　と言っても、特別に話すことは何もないけど。でも、家族は結構面白いかも。俺の親父は〝ハンミョウ〟っていうジャズバーをやってる。このネーミング、わ

かる?」

「漢字さえ思いつかない」

「あー、よかった。こんな問題、正解したら、俺、マジ、引くから。漢字は、斑点の斑に、猫。それで、〝斑猫〟。また昆虫ネタになるけど、これは、ミチオシエっていう昆虫。カミキリムシみたいな奴だけど、すっげえ派手な色で、山道なんかで人が近づくと、飛んで逃げんの。でも、一、二メートル先で着地したら振り返る。だから、道を教えてるみたいで、ミチオシエって名前になった。だけど、いつのまにか中国名のハンミョウのほうが定着したらしい。親父は別に昆虫オタクじゃない。言うなら、文学オタク。つまり、斑猫は、深尾須磨子っていうマイナーな詩人の詩のタイトルからきてる。店は本郷の駅から歩いて五分くらいのところ。半地下のコンクリートの打ちっ放しで、店の半分はリスニング・スペース。そこに大きな本棚があって、アメリカ文学の翻訳書なんかが並んでる。客はひとりでフラッとやってきて、知り合いがいなかったり、親父としゃべる気分でもなかったら、そこで何か読んでる。親父が十年前に脱サラして開いた店だけど、いい店だよ。料理も旨い、と思う。職業柄、酒とタバコは必須だから、肺がんになったのは仕方ないって親父は言ってる。家も同じビルの二階だから、昔からジャズは散々聴かされた。たいていのレコードとかは、ジャケ見たら、音が聴こえるって感じ。でも、俺は音楽には惹かれない。そういうのは全部、兄貴に遺伝したみたい。兄貴は市内の大学で勉強もしないで年がら年中軽音でベースを弾いてる。覚王山のジャズバーで時々演らせてもらっているらしい。これは、親父には内緒。兄貴とはウマが合うんだ。母親と弟は、まあ普通」

　ベンの家族の話を聞いていたら、桜の園まではすぐだった。

「ありがとう。ここで、いい。じゃあ、また、来月」

あっさり別れた。メアドを交換しようかとも思ったけど、なんだかしないほうがいい気がした。

ひと月は早かった。五月の連休は塾通い。時々、ベンのことを考えた。天パーの髪、大きくて、丸い瞳に、大きな手。あの気さくで自然な明るい話し方。

五月の勉強会、部屋に入ると、ベンの隣の席は空いていた。わたしは、そこに座って、まわりを見回した。中学、高校の一年の差は大きい。ほかのメンバーは随分、幼く見える。ベンは本を読んでいた。

「何、読んでるの?」

タイトルを見ると、『がん診療レジデントマニュアル』とあった。

「パラパラ拾い読みしてるだけだよ。図書館で見つけた。なんか違う世界を覗いているみたいで面白いんだよな。たとえば、cancer には、ラテン語でカニって意味があるとか。がんと血管が作り出す形がカニに似てるから、なんだってさ。日本語でも、『癌』って漢字で書くと上皮性腫瘍を意味するだけで、肉腫は含まないらしい。だから、『がんセンター』ってひらがなで書くんだな。読みやすいようにってだけじゃないんだ。面白くね?」

すぐ後ろで、長内看護師がそれを聞いていた。

「ベンは熱心だね。今日は、がんについて一般的な勉強をするつもりだから、ちょうどいいところね」そう言うと、パン、パン、パンと両手を打った。

授業のはじまりだ。でも、ふたり新人がいた。色が黒くて背の低い丸刈りと、色白で背の高い長髪の男子。あまりに対照的だ。ふたりとも私服で、どうも友達のようだ。

「ところで、君たちは、どうして前回こなかったのかな？」と、長内看護師は、どちらを見るともなく訊ねた。すると、色の黒いほうが悪びれもせずに即答した。

「どうせ、最初は大したことやらないし、二回目に登場したほうがインパクト強いじゃん」

もっともな意見だ。

「あっ、そう。君たち、確信犯なんだ。でも、これからはちゃんと真面目に出てよ。遊びじゃないんだから。では、かねて用意の自己紹介を披露してくれるかな？　名前の由来とか、盛り込んでくれるとうれしいけど」

すると、ふたりが同時に立って、何やらパフォーマンスをする素振りを見せた。

「ワン、ツウ、スリー、フォッ。ジャーン、ジャ、ジャジャジャジャーン、ジャ、ジャーン、ジャジャジャ。ジャーン、ジャ、ジャジャジャジャーン、ジャ、ジャーン、ジャジャジャ」

ビートルズの『デイ・トリッパー』。日本語の歌詞が続いた。

「田んぼのなかでも、ピッカ、ピカー。

田中の頭は、ピッカ、ピカー。

丸刈りが、マルガリータ、届けます。

こっちは、背〜、伸び過ぎ、
ジャックと豆の木、
思わず見上げる、キムラタイチ。キムラタイチ」一拍休止。

「ジャーン、ジャ、ジャジャジャジャーン、ジャ、ジャーン、ジャジャジャ、ジャーン」一瞬沈黙。

「イエーイ！　パチ、パチ、パチ」

みんなもつられて拍手した。エアギターのノイジーなリフに、ふたりの絶妙なハーモニー。受けないはずがない。

「はい、はい、わかりましたよ。田中光くんと木村太一くん、ふたりのユーモアと実行力に敬意を表しましょう。これで七人、全員、揃いました。では、がんについて勉強しますね」

がんについての授業は、それほど目新しいものはなかった。だいたい理解していたとおりだった。生物を勉強していない中学生でも、よくわかる内容だと思う。

がんは、ある日、突然、一群の細胞が著しい増殖力を獲得して、正常細胞を障害していく病気。増殖のイメージ、群像。

でも、「がんサバイバーの苦しみ比」というのは、はじめて聞いた。CSSR（Cancer Survivor's Suffering Ratio）。こころの痛み：検査と治療に伴う苦しみ：がん性疼痛：当該臓器による身体症状の苦痛が、四：三：二：一なのだという。誰かが何かを使って測定したわけじゃないだろうけど、とてもリアルに響いた。父は血液のがんで、多少事情は違うかもしれない。それでも検査と治療に伴う苦しみが大きいのは、わたしから見てもよくわかる。それでいて、それがこころの痛みよりは小さいとされているところに、わたしは、この比を見つけた人の患者への配慮を感じる。

この日の授業で一番面白かったのは、アオジュンが長内看護師に個人的な質問をしたときだった。

「ひとつ訊いてもいいですか？　長内さんは、こんなふうにがんの親を持つ子どもたちを集めた勉強会をしたり、少し変わってますよね。どうしてそういうことに興味があるんですか？　それは、自分がなりたい看護師のイメージと関係してるんですか？」

「青山君の質問は、どことなく哲学的な響きがするわね。普段、そんなふうにあらためて考えた

りしないから、どう答えたらいいのかよくわからないけど、たしかなのは、これが私のしたいことだってことね。でも、自分の親ががんだったとか、病気で早く亡くなったとか、そういう経験があって、やっていることではありません。もともと理想としてあったかと言われたら……あ、そうだ。自分がなりたい看護師というイメージなら、ひとつ話ができるかもしれない。ちょっと長いけど、いい？」

「はい」

「たぶんみんなは知らないと思うけど、ウディ・ガスリーっていうシンガー・ソングライターが昔、アメリカにいたの」

「私、知ってます。先週、ラジオの英語講座でThis Land is Your Landって曲をやりました」グミが即座に答えた。

「そうなんだ。『この国は君の国』という曲ね。

彼は、国内をギター一本で放浪した末に、ハンチントン病という神経の難病で亡くなったの。彼の死後、遺族がその病気の研究が少しでも進むようにって、協会を作って、その治療研究基金を集めるために、毎年慈善晩餐会を開くの。アメリカはとんでもないお金持ちが多いでしょ。だから、晩餐会のチケットを高いお金で購入してくれる。そして晩餐会では、その年、一番功績のあったハンチントン病研究者に、アワードが授与される。

ある年の晩餐会で、その病気を引き起こす遺伝子を同定した研究者の男性が受賞して、受賞スピーチが始まった。彼はまず、近代医学の進歩にもかかわらず、病気が治る過程にはまだまだ神秘的で強力なところがあって、誰もそれを理解できないし、測定することさえできないと言った。見たところ絶望的な患者が、何年も生き残る。かと思えば、ずっと軽い病気であるはずの患者が、数か

月で命を落とす。そんなところを自分は見てきたと。そして彼は、愛情とか笑いとか音楽には、なぜか癒しの力があると言った。そこで彼は、ナタリー・マーチャントっていう歌手の『ワンダー』という曲の歌詞の一部を読み上げたの。たぶん、サビの部分だと思うから、少し紹介するわね。

　きっと
　運命が微笑み、宿命が
　笑ったのは、彼女が傍にきたとき
　「この子は大丈夫」
　笑いながら私を抱き上げた。
　「この子は恵まれる
　愛と忍耐
　そして信仰に。
　道を開くのだから」

なぜ、彼がナタリーの歌を知っていたのか。それは、彼の働いていた子ども病院で、入院していた子のベッドサイドに、歌詞がテープで貼ってあったから。ある看護師が、『それはこの子の応援歌なの』と言って貼ったそうなのよ。

　この話を読んでね、私は、あの曲を書いたナタリーは圧倒的で、もちろん遺伝子研究者も素晴らしいけれど、やっぱり、その歌詞を子どものベッドサイドに貼ってあげた看護師がすごいと思った。そんなこと学校じゃ教えてくれないし、まず思いもつかない。でも、その看護師はごく自然にそう

した。たぶん、いつもそんなふうに子どもたちと接していたんじゃないかな。だからきっと、それは彼女にとって特別なことじゃなかった。もしも理想の看護師はって訊かれたら、この人だって、私は答える」

長内看護師の目頭は少し熱くなっていた。わたしたちも、少しこころにしみた。

会が終わって、わたしとベンはこの前と同じように北口へ向かった。ふたり並んで総合受付を通過したとき、まだ忙しく働いている医療事務の女の人たちが、こちらをこっそり見ていた。ベンは、自転車に乗ろうとはしなかった。わたしは、自転車の前かごにスクバを入れてもらい、並んで歩いた。

「俺、医学部、行こうかな?」

「うん。一緒の大学で、隣に座って勉強する?」

「マジで言ってんの。お前みたいにどこでも入れるってわけじゃないし。でもさ、親父が入院してたとき、そんなに面会にも行かなくて、行っても、看護師とはそんなに話さなかった。医者なんて顔も見なかった。でも、とりあえず親父の肺がん、治してもらって、医学ってすごいって思った。勉強会でも、小林先生とか長内さんの話、聞いてたら、なんか、ああいう仕事いいなって思った。大学と職業がリンクしてきてさ」

「なるほどね。うちの場合、父のがんは十年で、病院との付き合いも長くて、いろいろあったから、ベンみたいにそう熱くはならないけど、わたしも病院で働くのは悪くないと思ってる。と言うか、こんなに長く患者家族やってると、医者以外にイメージが湧かなくなった。がん医療ではね、『家族は第二の患者』って言われてるらしいの。いきなり余命半年って言われるにしろ、五年も十

年もだらだら治療が続くにしろ、いい加減、嫌になってくるじゃない。なんでちゃんと治せないんだって……」

「そっか」

「なんかね、若いのに、浮かれた気分が削がれるの。ほら、高校生とかバカみたいに明るい人いるでしょ。そういうの見てると、健康なんだなって思う自分がいる。やっぱり家族は、第二の患者なのかな」

「ふーん。俺なんか、まだ半年だからな。よろしくな、先輩！」

さくら並木まできた。ベンが「乗る？」と訊いたので、「うん」と答えた。先月はじめて乗せてもらった自転車。なのに、なぜか前からずっと乗せてもらっていた気がする。

「ベン」

「ん？」

「わたしのこと、好き？」

「うん」

返ってきたベンの声は、いつもより低かった。ベンは、それ以上、何も言わなかった。わかっていた。わたしたちが抱える現実では、ここまでだ。

第三章　ウォーレン・ジヴォン

あなたは、この物語をどう思いますか？
もっと先を読みたいですか？
登場人物に好感を抱きますか？

これは、月に一度、私が日記に書き留める言葉。よく、人生という物語では自分が主人公だと言われる。そんなこと言われなくても、日記は私の物語だ。読者は想定していないようで想定しておかないといけない。だから私は、月に一度、これを日記に書き留めるようにしている。

母は、ゴールデンウィーク明けに手術をした。「左側乳房全摘術」という名前の手術だった。

母は、「左の胸がなくなって、心臓の重さとつりあいがとれていいかも」なんて強がりを言った。私の親はラーメン屋をやっていて、父で三代目だけど、昔から、定休日は月曜。だから、母は入院を月曜日からにし、入院期間は、ちょうど一週間。父には、「仕事は休まないでよ。大きい娘がふたりもいるんだから、心配ないわよ」と言った。

父はいつも母の意見を尊重する。だから今回も、店は通常営業だった。実際、心配するようなことは何もなくて、すべてが予定どおりにいった。毎晩、大学二年の姉が食事を作ってくれて、土、日は姉とふたりで面会に行った。そして、その日は母と三人で、院内レストランで昼ごはんを食べた。たしかにいつもと違う一週間だったけど、母がいないことを除けば、そこまで大きな変化はな

かった。母は病院で会ったとき、「まな板の上の鯉」って言ったけど、実際の手術を想像すると、あまりいい表現とは思えなかった。

　ここまで書いて、ふと、四月の勉強会の日のことを短篇ふうに書きたくなった。こういうときは、何が何でも書くのだ。タイトルは『星たちの失敗』。すごく衝撃的な日だったから、一か月たっても、まだ鮮明に覚えていた。

　よく書けたから、五月の勉強会が終わったあと、長内さんに渡した。そうしたら、その日の夜に長内さんからメールがきた。とてもいい文章だから、小林先生にも読んでもらおうよとあった。私は、「ありがとうございます。お願いします。小林先生があの講義の担当だったから、是非読んでもらいたいです」と少し大人っぽく返信した。

　勉強会の前、アトリウムで暇をつぶしていると、長内さんがたまたま通りかかった。私は長内さんから、小林先生からの手紙を渡された。緊張しながら、封を開ける。

　グミへ

『星たちの失敗』、読ませてもらったよ。ありがとう。僕はきっともっとわかりにくい話し方をしていただろうけど、言いたかったことはまさに君の書いたとおりだ。うまいもんだ。

ひとつ報告したいことがある。がん患者を親に持つ小学生のための心理教育プログラムがあることは知ってるね？　小学生はここまでひとりでこられない子も多いから、親が連れてくる。そうすると、子どもたちが勉強している間、親には空いた時間ができる。だから、それを利用して、親は親で別にミーティングをしているんだ。そこで先週、君の書いた『星たちの失敗』を朗読させてもらった。事

後承諾になったことは許してほしい。その日の朝、思いついたんだ。もちろん、名前は全部架空のものにしたし、細かいところは省略して読んだから、問題はないと思う。そこで朗読後、ある女性がこんなことを話してくれた。これは是非、グミに伝えないと、と思った。記憶の限り正確に書いてみるよ。

「この先を読みたいと思いました。主人公がどう変わっていくのか、とても楽しみです。実は、私、自分が高校生のとき、母が乳がんで亡くなったんです。だから、そのときのことがあるから言えるのかもしれないけど、あそこで先生が、『親ががんになったのは、君たちのせいじゃない』って言ってくれますよね、あれは、自分が高校生だったとき、誰かにきっぱり言ってほしかった言葉そのままです。『原因があって結果があるって、そんなふうにうまくつながることなんて、世の中にはそれほど多くない』って。高校生の頃って、すごく因果律の世界で生きているんですよね。勉強を一生懸命しないから成績が上がらないとか、部活の練習をまじめにやらないから速く走れないとか。そんな考え方ばかり強要されていたから、親ががんになったときも、もしかして自分が負担をかけたせいじゃないかという思いが、頭を離れませんでした。今、思い出しても苦しい。だから、主人公みたいに、そこんとこをきっちり押さえていたら、どんなふうに生きられるんだろう、って思うのかもしれません」

グミの書いた記録は、ここで大きな波紋を広げたんだよ。

では、また、いつか、どこかで。

K

ボーッとして、アトリウムの上のほうをしばらく眺めた。自分の書いたものが、がん患者さんの役に立つなんて思いもしなかった。

時計を見ると、勉強会が始まるまで、あと数分だった。私は、階段を一段飛ばしで駆け上がった。

さあっ、授業だ。

「はーい、ベンは、ぎりぎりセーフ」

長内さんの大きな声が部屋に響いた。ベンの学校はがんセンターに一番近いのに遅刻するなんて、高三は補講が大変なんだろうか。やっぱ白いポロシャツっていいなあ。私も買ってもらおうかな。

長内さんの隣には、見たことのない医者がいた。

「今日からは、予定どおり、いろいろながんについてのくわしい講義が始まります。第一回目の今日は、肺がんです。がんっていうと、禁煙をイメージするくらいだから、肺がんはかなり多い病気です。それで、呼吸器内科の清本先生に講義をお願いしました。みんな、遠慮しなくていいから、わからないところとか、もっと知りたいところがあったら、どんどん質問してね。じゃあ、先生。みんな、拍手」

「う、うーん」

清本先生は、なんだか緊張してるみたい。顔もちょっと赤い。

「呼吸器内科の清本です。肺がんの患者さんは、主に呼吸器外科と呼吸器内科の医者が診ています。

患者さんは、呼吸器、つまり肺の症状があってくる人と、検診で肺がんを疑われて検査にくる人がいる。肺の症状というのは、咳や痰、息切れだね。症状があると、がんがひどいというわけじゃない。肺がんの場合、それができた場所が、気管支が枝分かれして伸びていった先であればあるほど、症状は出にくい。つまり、つまったりする先の肺の容積が少ないから、呼吸がしづらいとかいう症状は出にくいわけだ。わかるね?」

みんな、一斉にうなずいた。

「検査としては、画像診断が有力だ。ＣＴとかＭＲＩとか、医療ドラマは人気だから、君たちもよく知ってるだろう？　だけど、肺がんと確定するには、組織か細胞を顕微鏡で見て、病理診断というのをしないといけない。気管支鏡とか胸腔鏡という道具を使うんだけど、手術でないと組織を取ってこれないこともある。そのときは、迅速病理診断といって、手術中に病理診断をしてもらって、それで、肺を切除するかどうか決めることになる。また、転移の有る無しが、治療方針を決めるのにとても大切だから、胸部だけじゃなくて、腹部や頭部の画像診断もしなくちゃならない」

私は手を上げた。

「はい。ひとつ質問させてください」

「いいよ」

「転移というのは、どこにでも起こるんですか？」

「いい質問だ。まず、転移ということをわかりやすくイメージできないといけないね。

そうだ、みんな、一寸法師は知っているよね。都へ鬼を退治に行くのに、お椀の舟に乗って川へ漕ぎ出すんだ。がん細胞もそんなふうにして、血管やリンパ管のなかを新天地目指して飛んでいく。がん細胞は一寸法師と違って、悪者だから困ったものだけどね。もちろん、近いところに行きたがる。肺がんだと脳にいきやすい。乳がんだと、脳や肺や骨に飛びやすい。それから、お腹のがんだと当然、門脈に乗っかって、肝臓に転移しやすいわけだ。医療従事者は、メタって言う。メタスターシスの略だ」

「わかりました」

「それで、さっきの検査の話の続きだけど、骨や、縦隔を特別に調べる検査もある。縦隔という

のはちょっとわかりにくいけど、左右の肺の間で前と後ろを胸骨と背骨に挟まれ、下は横隔膜にあたる部分のことだ。まあ、そんな細かい解剖はどうでもいいけど、とにかく、そういう検査をして、がんなのかどうか、がんであればどこまで広がっているのかが評価されるんだ。わかるね？」

「すっげえ大変じゃないっすか」ベンが突然、こう言った。

「そうだよ。気管支鏡で組織を取ろうとしたら、そこから出血して、緊急手術ってことだってあるんだ。だから、僕たちは慎重にやるのはもちろん、万全の体調と集中力で検査にのぞまなきゃならない。みんなが思っているより、体力勝負ってところがある。医者になりたかったら、からだは鍛えておかないと駄目だよ。二、三日徹夜したって大丈夫くらいのね。ほかに質問は？」

　私はまた手を上げた。

「肺がんっていうと、すぐタバコを連想するんですけど、やっぱりタバコを吸うと肺がんになるんですか？」

「これもいい質問だ。それは、組織分類と関係が深い話です。

　タバコなんか一度も吸ったことがないのに、肺がんになった人の話を聞いたことはあるかな？実際に、タバコが肺がんの要因と考えられるのは、男性では七十％だけど、女性は、たったの二五％だ。なんでこんなことになるのかを理解するには、組織分類について知っていなくちゃならない。肺がんは、まず小細胞がんと、それ以外の非小細胞がんに分けられる。小細胞がんが十％で、非小細胞がんは九十％。ここで二つに分けるのは、治療方略が大きく違うからです。さて、非小細胞がんはさらに、腺がん、扁平上皮がん、そして大細胞がんに分けられ、その頻度は、腺がんから順に、肺がん全体の五五％、三十％、そして五％だ。ここで注目してほしいのは、腺がんというのは女性に多くて、タバコと関連が少ない。それに対し、扁平上皮がんは、タバコと関連が大きいことだ。

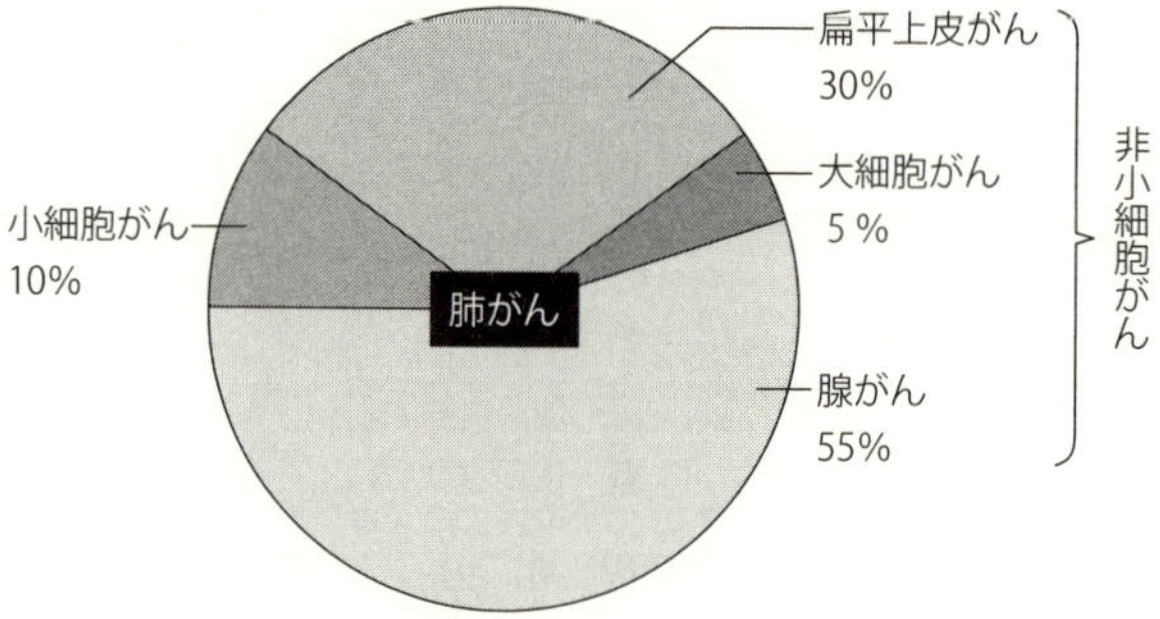

数字がたくさん出てきたけど、君、わかった？」

「だいたい。結局、禁煙によって、今三十％を占めている扁平上皮がんを減らせるということですね？」

「そのとおり。もちろん、タバコを吸わなかったからといって、肺がんにならないわけじゃない。腺がんは女性に多くて、タバコと関連が少ないわけだから」

清本先生は、ここでひとつ咳払いをした。

「もうひとつ、タバコが関係していることとして知っておいてほしいのは、ゲフィチニブという薬の効果だ。商品名はイレッサ。君たちも、新聞で時々取り上げられているのを読んだことがあるかもしれない。がん治療で使われる薬剤は、現在、大きく三つに分けられる。殺細胞薬、分子標的治療薬、それにホルモン療法薬だ。イレッサは分子標的治療薬で、がん細胞が広がるのに関係している因子に働きかける。つまり、がん細胞はやっつけても、正常な細胞には害が少ないんだ。二〇〇二年の夏に発売になった。興味深いのは、イレッサが女性やタバコを吸わない人、それに東洋人に効きやすいということだ」

「新聞には何が報道されるんですか？」また、やぶからぼうにベンが質問した。

「副作用に関することだよ。イレッサには間質性肺炎という重大

な副作用があって、患者が訴訟を起こしたんだ。そこで、製造販売元のアストラゼネカ社は、二〇〇四年八月に、実際にそれがどのくらい起こるのかを三三二二の症例で調査した。結果的に、急性肺障害、間質性肺炎になったのは五・八一％で、死亡率は二・三％だった。どう思う？」

「決して、低い値ではないですね」黒田さんがクールな言い方をした。

「たしかに。だから、イレッサは効く可能性の高い人に投与されなければならない。さあ、どうなったと思う？」みんなは顔を見合わせた。

「イレッサ投与の選択のしかたは、大きく進歩した。二〇〇四年に米国で、ＥＧＦＲ遺伝子の突然変異のある患者にはイレッサが効きやすいということが発見されたんだ。がんセンターでも早速追試がされ、日本人の非小細胞がん全体の四十％程度にその遺伝子変異があることがわかった。これは、米国の四、五倍に相当するから、東洋人にイレッサが効きやすいことと一致しているわけだ。実際、変異のある患者の八十％以上にイレッサが有効なのに対し、変異のない患者では十％しか効かなかった。だから、タバコを吸う男性であっても、遺伝子変異があればイレッサが効く可能性が高いということになる」

「すごい進歩ですね」これも、ベンの口をついて出た言葉だ。

「そうだ。ここでちょっと遺伝子異常について説明しておこうね。

君たちは、遺伝子の異常っていうと、親から代々伝わるもので、生きている間のどこかで病気を引き起こすものだと考えているだろう。もちろん、遺伝性が問題になる症例は、そういう話だ。でもね、今、出てきたＥＧＦＲ遺伝子の突然変異というのは、あくまでも突然変異であって、その人のがん細胞だけにしか見つからないものだ。当然、遺伝しない。このように、遺伝子異常の話が出てきたら、遺伝に関わるものか、がん細胞にある突然変異なのか、まず区別しないといけないよ。

ちょっとややこしいね。ちなみに、がんで遺伝性が疑われるのは、五％しかない」

遺伝子異常には、生まれつきと突然変異のふたつがあるんだ。

「さて、肺がんの話に戻るけど、まだまだ楽観的にはなれないね。たとえば、日本で二〇〇八年に肺がんになった人は、九万七二七五人だけど、二〇一一年に肺がんで亡くなった人の数は、七万二九三人なんだ。男性の場合、肺のがんで死亡する確率は、人口十万人に対して八二・六人といまだに高い。たとえば、名古屋市の人口が二百万人だとしよう。すると一年間に名古屋市内で肺がんで亡くなる人は、千六百人ほどという計算になる。どのがんよりも、この数は多い」

「まじか、俺の親父、大丈夫かな」とベンが呟いた。

「君のお父さんは、非小細胞がんで、ステージはⅠ。体重減少はないし、血液検査のＬＤＨも高くないと聞いている。つまり、病気を悪くする因子は、男性ということだけだ。それになにより、手術できれいに取り切れている。だから、それほど心配ないだろう」

「そうなんだ。そこまで説明されると、ちょっと安心できるかな」

「ちなみに、がんの治療は、手術療法と放射線療法と化学療法、この三つを組み合わせて行います。ほかに質問のある人は？」ベンがまた質問した。

「前に、肺がん（中皮腫）ってネットで見たんですけど。中皮腫って、肺がんなんですか？」

「肺がんと中皮腫とは厳密には違う。でも、中皮腫は、肺の表面や胸腔の内側を覆っている胸膜の中皮細胞から発生することが多いから、症状も呼吸困難や胸痛、胸水で、肺がんによく似ている。実際、中皮腫なのに、肺がんって誤診される人もいる。中皮腫のほうが予後が悪いから、これは大切な鑑別診断だけどね。中皮腫はたいてい、なんらかの職業でアスベストという物質に長年暴露された人がなる。アスベストは建築素材、特に断熱材としてしきりに使われたけど、一九七五年には

吹き付けアスベストの使用は禁止されている。でも、安心はできない。なぜかというと、中皮腫は、アスベストに暴露して二十から四十年後に発症するからだ」

ここで先生は、ペットボトルの水を一口飲んだ。

「長内さんから、肺がんになった有名人の例をあげてくれという要望があったけど、僕がすぐ思いついたのは、ウォーレン・ジヴォンというシンガー・ソングライターだ。彼も悪性中皮腫だったけど、新聞などでは、肺がんと報道されている。彼の名前を聞いたことある人はいる？」

誰も手を上げなかった。もちろん、私もそんな人、知らない。

「じゃあ、誰か楽器やってる人は？」私が手を上げた。

「私、ブラスでチューバをやってます」

「ギターを弾けるのは？」カナメとヒカルくんが手を上げた。

「ピアノは？」黒田さんと木村くんが手を上げた。

「ちなみに僕はクラリネット吹きだ。でもそのほかにたいていの楽器はこなすから、引っ越しのときは、音楽家とよく間違えられる。いつかどこかで一緒に演奏ができたらいいね。ところで、誰か、曲を書く人はいない？　いないか。まあ、そうだよな。七人の中高生のなかに曲を書くのがいる確率はかなり低い。まあ、どっちにしても、ウォーレンはあんまり有名じゃないから、誰も知らなくて当然だ。長内さん、ごめんね。

でも、ウォーレンは、同業者であるシンガー・ソングライターたちからはかなり尊敬されている。彼は二〇〇二年の八月に悪性中皮腫、余命三か月と医者に言われた。すぐに、最後のアルバムを作ることに決めてスタジオに入り、その様子を一部始終、テレビ局に撮影させた。それはドキュメンタリーとして、日本でも字幕付きのＤＶＤが手に入る。是非、観るといい。さすがにＴＳＵＴＡＹ

Ａには置いてないから、観たい人には貸してあげるよ」

「私、観たいです！」すかさず言ったら、みんなが笑った。どうしてだろう？　まあ、いいや。

「ウォーレンはいろんな意味で特別だ。まず生い立ちが変わっている。彼の父親はロシア系ギャングなんだ。どんな子ども時代だったか、なんとなく想像できるね。幸せとはいかなかっただろう。彼にとっての最初の音楽は、クラシックだった。だからか、ストラヴィンスキーが最後の作曲家だという音楽観を持っている。かなりの読書家でもある。結局、彼は破滅型のシンガー・ソングライターになった。酒、ドラッグ、暴力、賭けごと。でも、彼が若死にしなかったのは、途中でそこから抜け出したからだ。断酒を宣言し、悪性中皮腫だと言われた直前には、皮肉なことに、かなりヘルシーなライフスタイルを送っていた。でも、カナダでのツアー中に、ジムで運動を始めると、ひどい息切れがした。『ここの標高はどのくらいなんだい？』って訊いたくらいだ。

　彼は、死をテーマにして歌ってもいたし、バックステージパスにはドクロのマークを使うくらいだったけど、まさか自分がまだ五十代で死を宣告されるとは思ってなかっただろうね。だからこそ、そこで死ぬのが怖いなんて、ぶざまなことは言いたくなかっただろう。それでも、カメラが捉えた彼の言動には、つらさがふっと滲んでいるところがある。ＤＶＤでは、ところどころに彼の日記も挿入されているから、ちょっと紹介しておこう」

　清本先生は、手書きのメモを取り出した。

「二〇〇二年。八月二八日。末期の肺がんと医者に言われた。あと三か月しか生きられないという。時間はないができるだけ多くの曲を残したい。それが友や子どもたちへの最後の別れの言葉だ。

　十月十九日。自分に同情するときはリルケの詩を思い出す。『家のない者はずっと家を持たず、孤独な者はずっと孤独だ』

十月二八日。やることはまだ残っている。『天国への扉』を一晩中かかって録音した。眠っているひまはない。

十月三十日。おそらく最後のライブになる。死刑囚のお通りだ。本当に歌えるのか心配だった。教訓か？　まずは二十年間医者に行かなかったのが間違いだったと気づいた。食べるたびにサンドウィッチを味わうことを知ったよ。

十一月十二日。録音再開だ。死を宣告されて喜んでいる奴がいたら馬鹿だ。だがこんなに長く生きられてうれしい。インスピレーションはかつてないほどスムーズに湧いてくる。死の見返りにとは言わないが。俺が歌に込めているのはロマンチックな衝動だ。

十一月二十日。今一番大切なのは、ふたりの子どもと、音楽を作ること。五五才で死ぬのが不公平だとは思わない。時間が足りないから焦るかって、俺に訊くのかい？　やはり、ヘミングウェイは正しい。『どんな話でも、得心のいくまで話せば死で終わるものです。死から目をそらすような奴はほんとうの語り手じゃない』

十二月四日。大量のモルヒネをからだに打ち込まれた。化学療法を受けるんだ。

十二月十七日。つらく長い一日だ。告知以降、本を読んでいない。ショーペンハウアーの言葉を思い出す。『本を買うのは、本を読む時間を買うことだ』。新鮮なんて言葉は俺にない。

十二月十九日。ブルース・スプリングスティーンがチャーター機できた。『ディスオーダー・イン・ザ・ハウス』

二〇〇三年。一月。スタジオに行く元気はない。

四月十二日。最後の自宅録音だ。予想外に生き延びて騙されている気分だ。『キープ・ミー・イン・ユア・ハート』。告知を受けてすぐギターを抱えてこの曲を書いた。悲しい曲かもしれないが、

これを書いて何をすべきかがわかった」

ここで先生はメモをたたんだ。

「このあと、彼は楽しみにしていた双子の孫を自分の腕に抱くこともできた。そして、最後のアルバム『ザ・ウィンド』がビルボードで初登場十六位を記録したのを見届けるようにして、二〇〇三年九月七日、静かに息を引き取った。なんて言えばいいのか、彼はがんで死ぬことのお手本みたいな人だ。生き方のお手本みたいな人はたくさんいるけど、死に方の手本になってくれる人は、そうはいない。いかにも皮肉屋のウォーレンらしい最期だ。今日の授業が何かの役に立てば、とてもうれしいよ。じゃあ、これで終わろうか。タバコは、ま、言わなくてもわかってるね」


窓の外を見ると、雨が降っていた。梅雨の晴れ間は長く続かない。天気予報どおり。今日は、みんな地下鉄で帰る。七人全員でゾロゾロと自由ヶ丘の駅へ向かった。着ている服も年齢もバラバラなのに、こうして一緒に歩いている光景は何だか面白かった。

次の駅で藤ヶ丘行きに乗り換えるのは、ベンと黒田さんだけだった。乗り換えで反対側のホームにふたりが並んで立っているのを見ると、カップルみたいだった。うらやましかった。

木村くんとヒカルくんが、「あいつら、受験生なのに、ずるいよなー」と、ふたりを指差して騒ぎ立てた。ベンと黒田さんは、どんな話をしているのかな。

藤ケ丘行きの電車がくると、ふたりは一緒に乗り込んだ。そのとき、ベンが黒田さんの肩に手を置いたように見えた。

第四章　アンジェリーナ・ジョリー

六月の勉強会の帰り、地下鉄のホームでベンはわたしに訊いた。

「死んでく人の話を聞くのって、どう？」

もしかしてベンは、お父さんが死ぬんじゃないかと怯えているんだろうか？　だとしたら、下手なことは言えない。とりあえず、ベンの質問の意図を探ろう。

「え？　どういうこと？」

「勉強会で死って言葉が出てくると、つい自分の親が死ぬところ想像しないかってこと」

なんだ、わたしのことを心配しているのか？

「死と聞いて、親が死ぬところを想像して怖くなることはないかな」

「今日のウォーレンって人の話だけど、俺の親父とそう変わんない年で死んでいくのに、すげえかっこいい死に方してるよな……」

死にざまということ？

「死んでいくところに興味があるの？」

「ま、そうだな」

「わたしは、どんな形であれ、死んだら、人生はそこで終わりだと思うの。つまり、人生は死によって完成するから、今の自分の人生は、未完成な現在進行形なのよね」

「お前らしいな」

「何よ、わかったような顔して」

ふたりして笑った。

藤ケ丘行きの電車が先にきた。乗り込むとき、わたしの右肩にベンの手が置かれたのを感じた。

七月はなんとなく慌ただしかった。いくら青春とは無縁みたいなわたしでも、去年まではもうじき夏休みだなって感じはあったけど、今年は、受験前最後のかきいれ時って感じがしていた。

七月十九日、親ががんになった子どもたちの勉強会、第四回。今日は、見たことのない女の医者が、長内看護師の隣にいた。

「今回は、乳がんの授業です。講師は乳腺科の吉水先生。まだ若いけど、先月は尾張テレビで乳がんの解説をしたくらいの専門家だから、みんなもしっかり勉強してくださいね」

「吉水です。みんな若いなあ。学校はエンジョイしてる？　わざわざこんなところまで勉強にきてくれて、とてもうれしいです。じゃあ、早速はじめようか。

乳がんは、女性で一番数の多いがんです。胃がんや大腸がんを抜いて一位になったのは、一九九九年。私が医学部に入った年だからよく覚えています。十四人にひとりが乳がんになると言われているから、クラスの誰かひとりがなる確率です。欧米では、その約二倍です。じゃあ、みんなに質問。どんな人が乳がんになりやすいと思う？」ヒカルが手を上げた。

「そこは論理的に考えればですねえ」と、左手の親指と人差し指を開いて下あごにあてて、眉間にしわを寄せた。その格好を見ただけで、グミは笑っていた。

「欧米の女性の特徴がそれにあてはまるでしょう。つまり、脂肪分の多い食生活、それに胸の大

きいこと?」すかさず、木村が反論した。

「うちの母、すっげえ貧乳。いきなり例外かよ」

「お母さん、可哀想。これ以上続けると、セクハラだよ」グミが大きな声を上げた。

「はい、はい、そこまで。脂肪分の多い食事はあってるけど、バストのサイズは間違いね。ほかには、閉経後の肥満の人、四十歳以上、独身、初産が三十歳以上、閉経年齢が五五歳以上、子どもが少ないこと、親戚に乳がんになった人がいることなどです。一九九〇年を境に欧米で乳がんの死亡率が下がっているのは、早期発見が増えているからです。マンモグラフィという検査法が検診で使われていることも大きな理由です。では、次ね。乳がんに最初に気づく症状は何だと思う?」

わたしが答えた。

「胸のしこりですね」

「そうね。だから、女性は二十歳すぎたら、時々自分の胸をさわってチェックしないといけないの」

ヒカルと木村がクスクス笑った。

「そう反応すると思ったわよ。君たちふたりは青春真っ盛りって感じだから、頭のなかはなんとなく想像できるけど、乳がんというのは決して甘いもんじゃないから、よく勉強すること。前回は、肺がんについて清本先生から聞いているそうだから、がんが疑われたときの検査の手順はもう知っているわよね。基本は乳がんも同じです。画像診断のあとで、細胞または組織を採取して、顕微鏡で確定診断をする。それから、CTやMRIで転移がないかどうかをチェックする。転移しやすい臓器は、骨、肺、肝臓、そして脳です。これだけやって、ステージが決まると、次は治療方針を決めます。治療についても、基本はわかってると思うけど、手術療法と放射線療法と化学療法の三つです。がんは取るのが基本だから、まずは手術ができるかどうか。手術は、ステージⅠからⅢまで

の人しか適応にならない」

　わたしが手を上げた。

「温存より全摘したほうが、予後はいいんですか？」

「いい質問。温存でも、そのあとで放射線療法をすれば、手術後の遠隔再発や生存率に変わりはないと報告されています。だから、無理して、全摘にする必要はありません。ただ、今月から人工乳房が保険適応になったから、乳房再建で出来上がりのいい全摘を選ぶ人は多くなるかもしれません。乳がんの治療方法は、こんなふうにいろいろな要素で決まっていくので、きめ細かい対応が必要なんです。何か質問は？」

「トリプル・ネガティブって何ですか？」アオジュンが訊いた。

「君は難しいこと知っているんだね」

「母親が話してるのをよく聞くから」

「トリプル・ネガティブは、ＨＥＲ２、ＥＲ、ＰｇＲという三つの受容体が陰性の人のこと。って言われても、イメージ湧かないわよね。順に説明していきます。

　まず、この三つの受容体の有無は、化学療法を選択するうえで重要な情報になります。肺がんの授業で、分子標的治療薬のことは聞いたわよね。がん細胞に遺伝子異常があると、それを目標にして攻撃できる薬物が、最近は注目されているの。乳がんも分子標的治療の時代に入っています。具体的に言うと、ＨＥＲ２陽性の乳がんに対して、ハーセプチンという薬が開発されました。手術後に使うと再発が約五十％減らせるという報告も出ています。この薬の臨床試験は世界中で行われ、この病院の患者さんもたくさん参加してくれて、施設ごとの数は世界で三番目に多かったんですよ。これは私たちの誇りです。結局、ハーセプチンは日本で、二〇〇一年に転移性乳がんに対して適応

になって、二〇〇八年には術後補助化学療法においても追加適応として承認されました」

「じゃあ、ＨＥＲ２が陽性のほうがいいということ？」

「陽性ならハーセプチンが使えるわけだから、再発予防治療の選択肢は増えます。ただし、陽性は乳がん患者の二十％です。

ところで、化学療法には、ホルモン療法というものもあります。乳がんのホルモン療法は、ホルモン受容体、つまり女性ホルモンの結合する場所を持っている人に有効です。エストロゲン受容体は七十％の人で陽性で、エストロゲンの作用をブロックする薬、タモキシフェンが、三十年以上標準的に使われてきました。これを五年続けると再発が約四十％減少します。若い人の場合は、エストロゲンの量が多くて、タモキシフェンの効果が不十分だと、脳下垂体から分泌される卵巣刺激ホルモンを止めるＬＨ‐ＲＨアナログというものも使われます。また、閉経した人は女性ホルモンは関係ないと思うかもしれないけど、そうではありません。脂肪組織内で男性ホルモンが女性ホルモンに変わるので、その変化に必要な酵素をブロックするアロマターゼ阻害剤が有効だとされています。ホルモン受容体には、ＥＲとＰｇＲのふたつがあります。結局、残念ながら、トリプル・ネガティブの人たちは、治療選択が限られるぶん、不利だということになります」

グミが少し緊張した声で言った。

「うちのお母さんはトリプル・ネガティブだと言ってました。だから、今聞いたハーセプチンやホルモン療法が使えないので、全摘して、普通の化学療法を始めたんですね……。やっぱりトリプル・ネガティブで再発予防がしっかりできないから、私、この勉強会に誘われたんだ」

グミの目は涙であふれかえった。

「グミ、よく聞いてね。予後は、それだけで決まるものじゃないのよ。がんの広がりと、腋のリ

ンパ節にがんが飛んでいないかどうか。それが問題」

アオジュンが続けた。

「うちは、ハーセプチンやってるって言ってたから、ＨＥＲ２陽性だったのか」

「そうでしょうね」

続いて、木村もめずらしく真面目な発言をした。

「うちはタモキシフェンって言ってました。早々と更年期障害が出て、大変らしい」

「そうね、髪の毛が抜けたり、吐き気はひどくないけど、ホルモン療法はずっと続くから、ただの更年期障害だと軽く思っちゃだめだからね。お母さんにはやさしくしてあげてよ。あ、そうだ。ひとつ言い忘れました。手術の前に化学療法が予定されることがあります。最近の研究では、五人に一人がそれで完全に乳がんが消えるそうです。ほかに質問は？」

「乳がん家系ってやっぱりありますか？」

もう一度、グミが硬い声で訊ねた。きっと、自分のことを心配しているんだろう。

「大事なことですね。長内さんから、誰かセレブの話を盛り込んでねって言われて、アンジェリーナ・ジョリーの話をしようと思ったんだけど、それが、質問の答えになると思います。アンジーのニュース知ってる人？」

全員が手を上げた。

「みんな、ちゃんとニュース、見てるんだ。アンジーは、二〇一三年五月一四日にニューヨーク・タイムズのマイ・メディカル・チョイスというコーナーで、予防的乳房切除を受けたと発表したのね。それによると、彼女には、ＢＲＣＡ１という遺伝子に変異があって、乳がんになる可能性は八七％、卵巣がんになる可能性も五十％だったそうなの。二月二日から四月二七日までの間に三

回の手術を受けて、両側の乳房の切除と再建がされた。それによって、乳がんになる可能性は五％以下になった。アンジーは一九七五年六月四日生まれだから、三八歳になる前に決断したわけね。実際、彼女の母親は、二〇〇七年に五六歳のとき乳がんで亡くなっているそうです。みんなも知ってるように、これは全世界的に大きく報道され、日本でも、乳房予防切除手術の倫理申請がどこの施設で行われているかが、続けて報道されました」グミが間髪を入れずに質問した。

「私も、その遺伝子検査、受けられますか？」

「はい。できますよ。ただし、遺伝カウンセリングを受けることが条件です。それに、保険適応はないので、かなり高額です。アメリカでも三千ドルかかります。ちなみに、この遺伝子異常は、乳がん全体の五から十％にしか認められませんが、これが陽性だと平均的に六五％の人が乳がんになります。アンジーはちょっと特別なケースということになりますね。ところで、もしもあなたにこの遺伝子異常が見つかって、予防切除ができるとしたら、手術を受ける？」

「うーん、まだわかりません」

「そういうことも考えておくべきですね。遺伝子情報は、多ければよいというものではありません。検査というのは、あくまでも治療方針を決めるうえで参考にするための道具であって、検査結果が治療を決めるわけじゃないから。今後、この方面の議論はどんどん進むことになるでしょうね。好むと好まざるとに関わらず、それが科学というものの運命ですから。

じゃあ、これで終わろうか。将来、君たちの何人かと一緒に働けたらうれしいです。それまで、私もここでがんばろうと思います。じゃあ、また、いつか、どこかで」

長内看護師がみんなにアナウンスした。

「じゃあ、今日はこれで終わり。八月は夏休みだから、勉強会も休みです。このあと、小林先生がみんなに氷をおごってくれるって言ってたけど、どうする？」

みんな、うれしそうに、「いいねっ！」と右手の親指を突き上げた。

「じゃあ、一階の玄関前で待っていてください。高校生は小林先生のシトロエンに、中学生は私のプリウスに乗りましょう」

ベンは、本山なら自転車で行くと車のあとを追いかけてきた。

入ったのは、「モカ」というコーヒー専門店だった。やさしそうなマスターと奥さんらしい人のふたりでやっている小さな店だった。店内は禁煙。壁には、古いレコードが何枚か飾ってあった。ここには自分たちの好きなものしか置いてません、というような店だった。ボサノバが静かに流れていた。

席につくと、小林先生がすぐに「氷、九つ」と注文した。ここにはよくきているみたいだった。先生はうれしそうに話し始めた。

「ここはね、コーヒーとスコーンが美味しいんだ。でも夏は、スコーンはやめて、かき氷を出してくれる。しかも、一種類だけ。自慢のコーヒーとあずきとミルクがかかっている。この店は絶対、そこらへんのカフェ本には載らない。それがマスターの方針なんだ。期待していいから」

ほかにお客さんはいなかったからか、九人分のかき氷は思ったより早く出てきた。

「いただきまーす」スプーンで一口、氷が一瞬にして氷水になって口中に広がった。

「すっげえー！」

男子が全員、歓声を上げた。たしかに、こんな感触、今まで味わったことがない。

氷を食べながら、今日で一学期が終わり、明日から受験の夏が始まるのだと身が引き締まった。

第五章　スティーブ・ジョブズ

母は化学療法のために三週間に一度、がんセンター内の化学療法センターへ出かけて行った。朝の九時に採血をしてもらって、その結果が出る一時間半後に主治医の診察を受ける。白血球が少なかったり、炎症反応が高くなければ、オーケー。それでやっと化学療法が始まる。二時間以上かかる点滴だから、飛行機のビジネスクラスみたいなソファに座ってやるんだとか。私は飛行機に乗ったことすらないけど、セレブなソファなのだろう。

乳がんのことは家族以外には言わないことにした。なじみのお客さんに心配かけるし、乳がんになったっていう話が広まると、私の友だちの親にも知られて、私が気まずい思いをするだろうと言われた。だけど、注射をしてもらった週はずっと気持ちが悪くて、からだもだるいということで、店には、母の代わりに姉が出ることになった。翌週になれば、母も仕込みの手伝いはできて、第三週からは店にも出られるくらいになった。そして四回目の化学療法が終わる頃に、母の髪は、すっかり抜け落ちた。母はウィグをつけるようになって、お客さんから、いい色に染めたわねと言われていた。ウィグ作戦は成功だった。

でも、うまくいかないこともあった。たまたま学校から早く帰った日に、母がキッチンのテーブルに突っ伏して泣いているのを見た。母が泣いているところなんて、生まれて初めて見た。私はその場で立ち尽くした。どういう態度で、何を言えばいいのか。何も言葉が浮かばなかった。結局、見なかった振りをして、「ただいまー」と大きな声を出して、そのまま二階へ駆け上がった。

その夜、姉にそのことを報告した。「そりゃ、そうでしょ。泣かないはずないじゃん。母さん、ああ見えて、傷つきやすいんだから、あの人の余裕かましてる姿、うのみにしちゃダメだよ」と言われた。さすが姉だと思った。それで、じゃあ、これからどう話したらいいのかと訊ねた。姉は、「特別こっちから話す必要はないと思うんだよね。ただ、私は、いつもより少しだけやさしくしてる。この『少しだけ』っていうのがポイント。やり過ぎると、逆に子どもたちに無理させてるって心配させるし、足りないと、それはそれでつらいだろうし」と言った。すごく納得した。

でも、そのとき、ひとつ気になった。私は、こうして姉に相談できるからいいけど、みんなはどうしてるんだろう？　ベンや黒田さんは、独りでもなんとかなるだろう。木村くんとヒカルくんは、ふたりでなんやかんや話しそう……。でも、カナメやアオジュンは大丈夫かな？

そうこうしてるうちに、母の治療は終わった。あとは髪の毛が生えてくるのと、再発しないことを祈る。神様にお願いするしかない。

がんセンターでの勉強会は、七月に、かき氷を一緒に食べてから、みんなとだいぶ仲良くなれた気がする。高校生は年上だから、言葉づかいを意識するけど、みんなとはただの勉強会のメンバーというつながりとは違う、どこか「きょうだい」みたいな親近感を持つようになった。集合する時間も前より少し早くなって、今日はみんなが夏休みのことを話している。ベンと黒田さんは、どちらかというと聞き役。受験生に語るべきことはないのかな。

そうこうしているうちに、長内さんが、ちょっと変わった感じの短い白衣を着た男の医師と一緒に多目的ルームに入ってきた。膵がんの講師だった。

「消化器内科の水村です。大切なことから話そう。僕は膵臓が大好きです。膵臓については誰に

も負けないと自負しています」

この先生は、かなりストレートな言い方をするタイプかもしれない。

「つまり、膵がんについては最高のプロフェッショナルでいたい。だからもちろん、膵がんの患者さんをとても大切にしています。今日は、君たちと少しでも僕の興味を分かち合えたらと思います。まずは、膵臓について解説しておこう。膵臓は長さ十五センチ、幅三から五センチ、厚さ二センチで、重さは六十グラムほどの小さな臓器だ。胃の裏側に隠れている。ランゲルハンス島って理科の授業で習っただろう？　とても印象的な名前だ。からだの臓器のなかに島があるなんて、ロマンをそそるよね」

ランゲルハンス島にロマンを感じる人。ユーモアも独特。

「そそらないか。まあ、いいや。いずれにせよ、そこからインスリンというホルモンを分泌するのが、膵臓の大事な役割のひとつだ。インスリンが足りなければ、血糖をコントロールできないから、糖尿病になってしまう。これは大変なことだ。ちなみに、記録が残っているわが国最初の糖尿病患者は、藤原道長だ。さらに、どうでもいいことだけど、彼の日記が文庫で読める。最高の権力者が何を記していたか興味はないかな？　やたら、雨の記録が多いのには驚くね」

「膵がんは、糖尿病をきっかけに見つかるんですか？」私は訊いてみた。

「いい質問だ。答えは？」

先生は少し声を大きくして息を止め、みんなの顔を見た。

「イエスでもノーでもない。進行がんだとそういうこともあるけど、早期がんでは、そうはいかない。実際は、お腹の痛み、背中の痛み、下痢、黄疸で見つかる。どれも、症状が出る頃には、かなりがんは広がっている。だから、統計的に、膵がんで亡くなる人は毎年約三万人で、がんで亡く

なる人の数では第五位だけど、かかった患者さんが亡くなる割合は九五％以上と非常に高いんだ。しかも、どんな人が膵がんになりやすいか、肺がんや食道がんほどはっきりしたものがない。がんとわかったときに手術できる患者さんは三人に一人、いや四人に一人かな。肺がんや乳がんの講義で君たちが聞いたような、どこか華やかな医学の成果のようなものに乏しいのが、現実だ」

「膵がんって最悪ですね」と、ヒカルくんが、珍しくぼそりとつぶやいた。ヒカルくんの親は膵がんなのかな。

「どうだろう。僕が話したのは事実だ。君の言った最悪というのは評価、つまり解釈だ。事実をどう解釈するかはいつでも個人の手に委ねられている。たしかに、残された時間はほかのがんよりも短いかもしれない。だけど、患者さんたちが亡くなっていく過程は、どのがん患者さんよりも自然だ。つまり、膵がんや肝がんによる死は、生きていくエネルギーが徐々に失われていく過程だ。肺がんのように呼吸困難になったり、乳がんのように脳に転移して手足が動かなくなって寝たきりというようなこともない。咽頭喉頭がんのように、手術によって食べられなくなるか話せなくなるかのどちらの機能障害に甘んじるかという選択を迫られることもない。そういう点では一番、人間的な死に方ができる病気ということ。そして、誰もが必ずいつかは死ぬ。最悪だという評価が撤回されるのを僕は望むよ。僕は膵臓が大好きだから」

ヒカルくんはどこか不服そうな顔で、さらに質問をした。

「それで、具体的には、どういう形で亡くなるんですか？」

「こういう話は、ほかのドクターはきっとしたがらないだろうね。僕がするしかないかな。

膵がんはたいてい、お腹のなかで広がっていく。お腹のなかには消化管があるね。胃から十二指腸、小腸、大腸、直腸、そして肛門だ。お腹のなかにがんが散ると、消化管の動きが悪くなる。だ

から、吐くようになる。便秘にもなる。動きが止まると、イレウスといって、すごく痛む。しばらく飲んだり食べたりはできなくなる。そして腸を動かす薬を使うか、バイパス手術といって、動かない部分を切除して、食べ物が上から下へ流れていくようにしてやる。そのどちらもできなければ、もう口から栄養を吸収することは、あきらめないといけない。中心静脈栄養といって、頸から心臓の近くまでカテーテルを通してもらって、そこから栄養を補充するんだ。たいてい数か月は、これで生き延びられる。入院する必要もない。それ以外は、まったく支障がないからだ。だけど、それはからだに関することだね。気持ちは当然、落ち込む。何をしてもつまらないかもしれない。だいたい人間は、年をとると、食べることが一番の楽しみになる。だから、食べられないことは、とても淋しい。お腹がすくから困るんじゃないよ。食べる喜びをなくしたことがつらいんだ」

「食べられないなら、死んだほうがましだって、患者さんに言われないですか？」ヒカルくんの質問。

「もちろん、何度も言われてきました。だけど、中心静脈栄養を選択しないで断食した人は、僕はひとりしか知らない。自殺する人も、まず、いない。なぜだろう？」

沈黙。

「僕にもわからない。なぜあなたは自殺しないのですか、とは、さすがに訊けない。でも、思うのは、患者さんがひとりじゃないからだと思うよ。自分が自殺したら、誰がどのくらい悲しむか、考えないわけにはいかない。もちろん、悲しむ人は自分を愛してくれた人たちだし、自分も愛している人たちだ。愛しているなんて言葉が照れくさいなら、大切な人って言い換えたらいいね。逆に、こういったことが考えられないくらい切羽詰まっているか、痛みがコントロールできないほど激しいとき、死ぬことによってしか自分は救われないとしたら……。暗い話だ」

講義は続く。

「ところで、長内さんからセレブを例にあげるようにと言われているから、僕はスティーブ・ジョブズを紹介しようと思う。自宅でマックを使っている人は？」

手を上げたのは、ベンと黒田さんのふたりだけだった。

「少数派だね」水村先生は、自分のパソコンを指差した。

「スティーブは、これを作った人。彼は、二〇〇三年に膵がんと診断された。ただ、彼のがんは、膵がんの九割近くを占める浸潤性膵管がんではなくて、わずか二・六％しかない稀な内分泌腫瘍だった。最初の治療が終わって、二〇〇五年六月十二日に、彼はスタンフォード大学の卒業式に招かれてスピーチをしている。そのスピーチが、YouTubeで字幕付きの動画になっているから、みんなで一緒に観てみよう。十五分ほどだ」

プロジェクターに映し出されたのは、大学の卒業生で一杯の野外スタジアム。カリフォルニアは初夏。学生たちは額に手をかざし、日差しを遮っている。スティーブは首のまわりに赤い縁取りのある黒いガウンを羽織っている。彼は大学を卒業していない。だから、スタンフォードでのスピーチが、自分にとって一番卒業式の体験に近いんだと言って、聴衆を沸かせた。

三つのことを話すという。第一は、「点と点をつなぐこと」。大学を半年でドロップアウトしたからこそ、カリグラフィーの授業に潜り込むことになり、それだからこそ、マックのフォントは複数となり、字間調整フォントもできたんだと。ただし、こうした点はあとから振り返ってはじめて、つながっていることがわかるのであって、はじめからそれらがいつかつながるのかどうかは、わからない。では、どうするか？　やがてつながると信じていれば、「自分のこころに従う自信が生まれる」。二番目は、愛と敗北というテーマから、「ひとつの場所に固まっていてはいけない」と説い

た。最後は、死に関する話。二年前に膵がんを告知された日のことを語り、自分が二十代のはじめに愛読した本の最終版のメッセージを繰り返した。“Stay Hungry, Stay Foolish”

「ハングリーであれ、愚か者であれ」

動画が終わった。初夏のカリフォルニアから、初秋の名古屋に引き戻された。

「二〇一一年十月五日、彼が亡くなったときのことは覚えているかな? 直後に、彼の公式伝記も本屋で平積みになっていたから、マック・ユーザーでなくても手にした人がいるだろう」

水村先生は、上下二冊のスティーブの伝記を上に掲げた。各々、白と黒に装丁されたカバーにスティーブのモノクロの顔が、見る者をじっと見据えている。先生は、こう言った。

「黒いカバーの二冊目には、闘病記と呼べる章が三つある。君たちは、肺がんの講義でウォーレン・ジヴォンの話を聞いたそうだね。どちらもセレブで、死ぬまで創造的だったのは同じだけど、死ぬ前のふたりの自己表現の仕方はちょっと違うね。僕がこの本で一番感動したのは、伝記作者との最期のインタビューの場面。スティーブは、この伝記プロジェクトがものすごく怖かったと告白する。とにかく心配だったと。そして、ではなぜ協力をしたのかと問われて、こう答えるんだ」

本を開くと、水村先生は、朗読を始めた。

「『僕のことを子どもたちに知ってほしかったんだ。父親らしいことをあまりしてやれなかったけど、どうしてそうだったのかも知ってほしいし、そのあいだ、僕がなにをしていたのかも知っておいてほしい。そう思ったんだ。もうひとつ。病気になったとき、気づいたんだ。僕が死ねば、僕についていろいろな人がいろいろなことを書くはずだけど、ちゃんと知ってる人がいないって。間違いばかりになるって。だから、僕の言葉を誰かにちゃんと聞いてほしいと思ったんだ』」

これは、死を前にした人間の、実に素直な発言のひとつだと思うね。こんなことばかり話してい

ると、がんの勉強というよりは、死に方講座みたいに思うかもしれないな。でも、卒業式の三つ目の話にもあったように、がんは、生き方に深く影響する。人生の優先順位というものを明確化するから。君たちの親は、どんながんであれ、診断されたときに、一度は死ぬ恐怖を味わったに違いない。そして、そのとき、人生の優先順位について思いめぐらすチャンスも得たはずだ。そういう目で、親を見てごらん。きっと、どこかそれまでとは違うところが見えてくるだろう。それは、そういう目で見ないと、見えないものだ」

先生は、ここで一息ついた。

「ところで、逆算すると、スティーブは診断後、約八年、生きたことになる。その間に肝移植もしているけどね。彼の人生を描いた映画が、十一月一日に封切りになるそうだ。膵がんのことがどのくらい描かれるかは知らないけれど、きっと興味深いものだと思うね。僕は必ず観に行きます。質問は？」

誰もすぐには、手を上げなかった。この頃には、なんとなく、予後に関する質問は、自分の親のがんを扱う講義でしかしないという暗黙のルールができあがっていた。ひょっとすると、とても厳しい情報を引き出すことになるかもしれない。そんなことを、みんなが薄々気づいていたんだと思う。やはり、ヒカルくんが手を上げた。

「先生、ジョブズのようなタイプの膵がんは遺伝しないんですか？」

「いい質問だ。と同時に、答えるのが難しい質問でもある。

まず、スティーブのがんは遺伝しない。実際、膵の内分泌腫瘍の多くは遺伝しない。ただし、一部は、単一遺伝子変異に基づく遺伝性疾患の部分症状として発症する。そのうち最も多く内分泌腫瘍をともなうのが、多発性内分泌腫瘍症1型だ。略して、ＭＥＮ1と呼ばれている。ＭＥＮ1は、

副甲状腺機能亢進症、下垂体前葉腺腫、そして膵・消化管神経内分泌腫瘍を主なサインとしていて、常染色体優性遺伝の病気だ。理科で習ったね。常染色体優性遺伝だと、片方の親がＭＥＮ１の場合、その子どもは二人に一人の確率で同じ病気になる。この患者の大多数で、腫瘍抑制遺伝子に機能喪失型変異が認められるから、それで診断することができる。もしも、君の親が膵の神経内分泌腫瘍だとして、それが遺伝するものかどうか知りたいなら、君の親と君が遺伝子診断を受けることになる。一〇〇％ではないにしろ、ＭＥＮ１は高率に診断が可能だ。でも、君はその結果を受け止めることができるだろうか？　どう思う？」

「具体的に自分がどうなるのか想像したことはないけど、悩みが増えるように思います」

「そうだね。仮に君が受け止める準備ができたとしても、君のきょうだいはどうだろう？　きょうだいは検査を拒否しても、君の親の結果が陽性だったら、きょうだいの立場はかなり厳しいものになるね」

「余計なことしなけりゃよかったのに、とか？」

「そうだね。君も嫌な思いをするかもしれない。科学の進歩の功罪というものの実例だと思うよ。進歩が必ずしも人間を幸福にしないということは、歴史が証明している。かと言って、それをすべて拒否して、自分だけ科学の進歩のない世界で生きていくのは、それほど簡単なことではない。もっと言うなら、健康と幸福だってセットじゃないね。健康なのに不幸な人もいれば、不健康だけど幸福な人もいる。話がまたずれたかな。いちおう、ＭＥＮ１は三万人に一人程度だと考えられている。日本のある研究者によれば、膵・消化管神経内分泌腫瘍の一〇％にＭＥＮ１が認められている。それほど少ないわけじゃない。だから、遺伝子診断をしようと思うなら、家族全員、さらには親戚も交えて、よく相談してからでないと」

第六章　オードリー・ヘプバーン

九月の勉強会のあと、わたしとベンは北口に出た。ベンの自転車の前かごにスクバを入れて、並んで歩く。

「調子はどう？」わたしは、なんとなく訊いた。

「悪くないよ。国公立医学部になんとかひっかかってやろうと思う。どこの大学を出たって、同じだろ？　別に研究者になりたいわけじゃない。医師免許さえとれたら、それでいい」

「うん、ベンらしいね」

「お前は？」

「前と同じ。とくに何も。わたしもベンと同じ大学へ行ってあげてもいいけど」

「気持ちだけ、ありがたくいただいとくよ」

「そこまで求めないか」

ふたりはそこで黙った。

「乗れよ」

いつものように後ろに乗った。ベンの腰に右腕を回した。下り坂になると、ベンはペダルを漕ぐのをやめた。夕方の風は、もうだいぶ涼しい。わたしは、ベンの背中に耳をそっとあてた。

「何？　なんか聞こえる？」

「タイヤが回転する音」

「恋人の鼓動とか言わないのかよ」

ベンにしては大胆な発言に思えた。

「タイヤが地面にすれる音。動摩擦係数ね。ベンとわたしと、どっちが大きいのかな？」

「今は同じだな。一緒に自転車に乗ってるんだから」

「わたしはベンの動摩擦係数を大きくする？」

「どうかな、俺がお前のほうを大きくするかも」

自転車は坂をドンドン下っていった。

「動摩擦係数って、幸せに反比例すると思う？」

「しないだろ」

「つまんないね」

桜の園までは、相変わらずあっという間だった。


勉強会以外でも、ずっとベンに会いたかった。会って、「どう、進んでる？」とか他愛のないことを話したかった。どの大学にするかなんて、どの学部に進むかを決めれば、自ずと決まってくる。贅沢は言えない時期に差しかかっていた。だから、会えば、ツキが落ちるような気がした。

こんなことを言うと、非科学的だと思う人がいるかもしれない。なんだか宗教がかっているのかもしれない。願掛けは異常な心理なのかと父に訊いたら、そのように、神に限らず、自分よりも大きなものを想定して生きていくのは、宗教的と言えなくもないという意見だった。実際に、ウィリアム・ジェイムズという心理学者によれば、宗教とは「孤独な状態における人々の感情であり、行為であり、経験であって、その際かれらは、何かしら聖なるものと、自分自身が関係をもつと感じ

ている」。第二の患者であれ、ひとまず、異常とか正常とかいう問題でもなさそうだ。

背の高い男が、青い手術着の上に白衣を引っかけ、サンダル履きで風のように入ってきた。いかにも外科医という感じだ。

長内看護師がさっとそばに寄って、手術帽くらいとりなさいよと言う。ふたりの寄り添う姿がとても絵になるのは、なぜだろう。

「患者家族への説明がまだ残っているから、授業はさっとやるよ。

大腸がんは腹さえ開ければ、がんを切り取るだけだと思ってるんだろうな。大腸は一・五メートルで、そのうちの十五センチが直腸なんだが、大腸がんの三割から四割がそこにできる。そして、直腸がんこそが、外科医の腕の見せどころなんだ。なぜだと思う？　それが骨盤の奥深くを走っているからだ。それだけじゃない。直腸には、肛門括約筋が付いている。でなきゃ、俺たちはしたいときにうんちすることなんかできないんだ。それに、ケツのすぐそこまで下りてきているうんちが全然臭わないのは、この筋肉のおかげだ。まさにこれこそ、神の作りたもうた芸術作品だ。どんなにきれいな女だってこれがなきゃ……」

「先生、もうちょっと品よく教えてくださいませんか？」長内看護師が注文を付けた。

「あ、そう？　これ普通だけどな。まあ、いいや。

それに、骨盤内には膀胱がある。女なら、子宮と膣、男なら精のうと前立腺があって、隣同士だ。さらにやっかいなのは、こいつらを支配している自律神経が直腸と同じなんだ。つまり、直腸を取りすぎると、当然ながら、お隣さんの機能まで障害しちまうわけだ。いかに必要最小限の部分を切って取るかが、外科医に課せられている。わかるか？」

誰もが、うなずく。

「人工肛門って聞いたことあるだろ？　最近は、ストーマってしゃれた名前で呼んでいるが、同じものだ。直腸や肛門を切除したら、代わりにうんちを出すところがいるわけだ。それが人工肛門だ。誰もそんなもの望んではいない。命ほしさに仕方なく受け入れるだけだ。それは基本的に、ハッピーなことじゃない。ここ二十年間の俺たちの成果は、人工肛門の数を減らしたことにある。もちろん、それは、手術の方法を変えるだけではできなかった。どこまで切ればいいのかという診断の進歩、それに肛門側からの手術を可能にする機械の開発が必要だった。俺が本当に君たちに伝えたいのは、これくらいだよ。あとは、長内さん、内科的なことは説明しといて。じゃあ、よろしく」

そう言い残して、外科医は名前も言わず、去っていった。彼の人生では、手術以外のことはほとんど興味のないことなのだろうか。

閉まったドアが勢いよく開き、もう一度、男が入ってきた。

「ひとつ言い忘れた。検査のつらさについて話をしよう。これは俺の実体験だ。普段、検査は消化器内科医がしているし、俺は切る側の人間だから、大腸内視鏡検査があれほどつらいとは思わなかった。やっぱり何ごとも経験が重要だ。

去年の正月明けのことだ。朝、仕事前に医局で、年明けにケツから血が出るって言ったんだ。年末にこん詰めて論文書きをしてたからね。女房に許してもらって、寝るのも二、三時間、あとはずっと文献読んだり、データまとめて、論文を書き続けたんだ。今度のはかなりいい線いってるから、うまくいけば、臨床系雑誌の一、二のところでアクセプトされるんじゃないかと思って、自然と力が入った。これ一本あれば、どこかの医学部で教授に迎えてくれるだろうくらいの勢いだった。デ

スクワークは、もちろん座り続ける仕事だ。痔になってもおかしくない。案の定、年が明けたら、血便が出た。内科医は、四十過ぎたら、一回くらい検査をやってもバチ当たりませんよって当然のごとく勧めるから、そりゃそうだって、翌日、受けることにした。

正月早々、その日の昼から、検査食になったんだけど、まるで宇宙食みたいでわくわくした。そこまではよかったんだ。だが、翌朝、検査室に行って、十人ほどの患者のいる部屋の隅で説明を受けた。その部屋の雰囲気があんなに暗いとは、思ってもみなかった。そりゃそうだよな、俺みたいに、どうせ痔だろうなんて思っている奴はひとりもいないんだ。がんの診断が確定している人が多いんだからね。言葉は悪いけど、アウシュヴィッツ送りの列車のなかを想像した。つまり、俺はかなりビビッたんだ。話はまだこれからだ。下剤を二リットル飲まなきゃならない。二〇〇ccを十から十五分ずつかけて飲む。これが、結構大変だ。ケツから水しか出なくなるまで、消化管のなかの残りかすを出す。もうヘロヘロになる。それが済んで、ようやく検査だ。内視鏡を入れてもらうのは、どうということはなかった。大腸の走り具合によっては、かなり痛がる奴もいるそうだけどな。そこはクリアだ。ところが、ポリープが見つかった。内科医が訊くんだ。『先生、取っときますか?』そう訊かれたってな、好きにしてくれよ。じゃあ取りますねってことになったが、今度は横から看護師が訊く。『いいんですか、一泊するんですよ。ご家族には何も言ってないでしょう?』そんなことくらいで電話できるかよって、すぐ取ってもらった。うまいもんだ。すぐ終わったよ。

ただ、そのあとで、取るからには病理に回すってことが頭に浮かんだ。これが一番きつかった。ポリープだと思っていたら、もう、がんになっていたって話はよくあるんだ。大腸がんでも当然、見つかったときに余命半年ってこともあるわけだ。そのあと、良性の結果が出るまでの二週間の長かったこと、長かったこと。俺もここまでかって、何度思ったか。途中からは、もうわざとその気

になって、近々がんと告知される中年男のロールプレイに入った。コスプレじゃないぞ。二週間連続ロールプレイ。どういう感じかわかるか？　つらくないと言ったら、嘘になるが、驚いたことに、とても幸せな感じなんだ。『安寧』という書いたことも口にしたこともないような言葉が頭に浮かんだ。冬の日曜の午後、暖かい日差しの射し込むリビングのソファに座って、本なんか読んでると、周りのものがすごく愛おしく思えるんだ。家族を見つめる俺のまなざしも、いまだかつてないほど妙にやさしい。俺はこんなに幸せなのかって思えてきた。ちょっと前までささいなくだらないことでけんかしてた古女房でさえ、女神みたいに見えてくる。娘なんかもう完全に天使だね。ところがあいつらは、俺のポリープが病理に回ってるなんて全然知らない。俺も言わなかった。余計な心配かけたくないし、どうせ良性だと思ってはいるから、ちょっとでも心配してたら茶化されそうだしな。そんなんで、俺だけが、もうじき死の宣告を受ける中年男になりきっている。不思議なことは、時間がおそろしくゆっくり流れるんだ。時間の流れが遅くなるのは、たいていつまんないときだ。つまらない講義、くだらない会議。でも、時間がゆっくり流れるようになり幸福感を得られることもあるとはじめて知った。アインシュタインの相対性についての格言を知っているか？　『熱いストーブの上に一分間手を載せてみてください。まるで一時間ぐらいに感じられるでしょう。ところが、かわいい女の子と一緒に一時間座っていても、一分間ぐらいにしか感じられない』まさに、それに対する例外だ。俺は、それをリアリティをもって語ることができる。結局、言いたいことはだな、検査でさえ、これほどつらいということだ。検査自体だけじゃなくて、その結果を待つことも含めてな、どれほどつらいものか」

　沈黙。

「以上」

そして、今度は本当に部屋を出て、戻らなかった。

長内看護師が、あとを続けた。

「外科医って、あんな感じの人も多いかな。やさしく、ていねいってわけにはいかないけど、やるべきことはきちっとやるっていうか、守備範囲がはっきりしているわけね。そうそう、彼は高野先生っていうの、覚えてあげてね、せっかくだから。

ちょっと、みんな席を立って、伸びをしようか。さっきの話、すごい迫力だったね。深呼吸しよう」

それぞれ、椅子から立ち上がる。

「フー。じゃあ、順序は逆になったけど、大腸がん、どうやったら早く見つけられるかという話をしようね。それは、どのがんでも基本です。早期の大腸がんに症状はまずないので、便に血が混じっている場合は進行大腸がんの注意信号です。がんの表面が潰瘍で出血しやすくなっているからです。右側の大腸がんでは肉眼的な血便には気づかれず、慢性的な出血による貧血で気づかれることがあります。排便回数が増えたとか、腹痛、残便感というのも症状です。そこで、健康診断では、便潜血検査が行われます。一般に、陽性の人でがんになっている人は一〇〇人に二人か三人です。検査としては有用ですが、進行がんで一割、早期がんだと五割が陰性なのですから、十分とは言えません」

「血液検査では見つからないのですか?」グミが訊いた。

「いいアイデアね。それで見つかれば、とても簡単。腫瘍マーカーという言葉を聞いたことがあると思うけれど、これは、がんがある人で高値になる検査です。大腸がんの場合は、ＣＥＡという腫瘍マーカーが上がります。たしかに、大腸の進行がんでは五割が陽性です。でも、早期がんだと、ほとんどが陰性なのです。これでは、スクリーニングには使えません。だからＣＥＡは大腸がんの

診断ではなく、進行の程度や治療効果の判定のために用いられているのです。あとは、ほかのがんと同じで、大腸がんが疑われたら、お尻からバリウムを入れる注腸検査と大腸内視鏡検査が行われます。治療を考えるうえで重要なのは、がんが大腸の壁のどの層まで浸潤しているのかということです。壁は五層構造になっていて、第三層目までのがんなら、たいてい手術療法が可能です」

「肝臓に転移がある場合はどうなるんですか？」もちろん、これはカナメの質問だ。

「まずは、肝臓のがんが切除できるかどうか、別に評価しますね。だから、大腸のがんは取れても肝臓のほうは取れないということもあるの。これは再発のときも同じね。大腸に再発があって、肝臓にも飛んでいたとすると、その場合も同様です。そのあとは、化学療法。それが効けば、ステージⅣでも、長く生きられるはずです」

カナメは安心したようだ。

「ところで、大腸がんの有名人を誰か知ってる？」

長内看護師はめずらしくわたしたちに問いかけてきた。誰も答えない。

「そうね、私もすぐには思い浮かばない。次回までの宿題にしようか。たまには、みんなも調べてきて」

すると、カナメが手を上げた。

「あのお、僕、ひとり、興味深い人を知っています。毎回、有名人を紹介してもらって、自分でも調べてみたんです。日本人は何人か出てきました。意外に、外国人は出てこなくて、もしかしたら日本語で調べているからかもしれません。

でも、オードリー・ヘプバーンが大腸がんだって書いてありました。しかも、腹膜偽粘液腫っていうとてもめずらしいがんだったそうです。オードリーは、父さんがファンで、だから僕も『ティ

ファニーで朝食を』とか『マイ・フェアレディ』とかＤＶＤで観たことがあります。でも、僕が一番印象に残っているのは、オードリーがユニセフの親善大使でアフリカを訪問したときの、子どもたちと一緒に写っている写真です。絶対に八十過ぎのおばあさんだと思ったんです。でも、父さんに訊いたら、彼女は六三歳で亡くなったようで、すごく強烈でした。僕には、すごくやせ細って見えました。それで今回、彼女のがんのことを調べたら、彼女は一九九三年の一月二十日に亡くなっているんですけど、腹痛で病院にかかったのは、九二年の九月なんです。ようやく診断がついたときには、小腸もべったり覆われるくらいにがんは広がっていたと書いてありました。もしかすると、アフリカを訪問している頃から、栄養の吸収はだいぶ悪かったんじゃないかなあ。これは、誰か先生に訊いたほうがいい質問ですね」

「そうなんだ、それは興味深いね。たしか、オードリーは、第二次世界大戦の頃、君たちくらいの年でオランダにいて、すごく辛い時期を過ごしたから、子どもたちのためにああいう仕事をするようになったと、どこかで読んだことがあります。もしかしたら、自分が致命的な病気になっているって感じていたのかもしれないわね。たしかに、興味深い人です。映画とファッションのアイコンにしておくだけではもったいないよね。

はい、今日はこのくらいで終わろうか。またね」

勉強会が終わると、ベンが今からみんなで自分の高校の文化祭に行かないかと誘った。岐阜からきているカナメ以外は、行きたいと言った。

六人で文化祭に行くなんて、気が引けたが、学内は大勢の人で、ごった返していた。模擬店はほとんど売り切れだったが、野外ステージは最後の盛り上がりを見せていた。

ロックバンドが終わって、今度は最優秀クラスのパフォーマンスだった。二年三組、『ポニーテールと叉手《さしゅ》』。ＡＫＢ48の替え歌で、セーラー服の男子学生と袈裟を着たスキンヘッドの女子学生が乱舞する。仏教系の学校ならではの演出だ。叉手とは禅の作法だとベンが説明した。そして実際にやってみせた。左手の親指をなかに入れて拳をつくり、それを右手で覆って、胸の前に置いて礼をする。木村とヒカルは、お前、雲水にでもなるのかとからかったが、グミは、真面目に叉手をつくり、相変わらずみんなを笑わせた。

トリは、ブラスのジャズ・ユニットだった。トランペット、アルトサックス、テナーサックス、それにトロンボーンの四人で、仲々の腕前だ。アフリカ音楽のビートに乗せて、豪快なソロをつないでいく。

「チューバがいない！」

グミがいきなり不機嫌な声でベンに言った。

「じゃあ、高校はここにきて、クインテットにすれば？」

「そんなの意味ないよ」

「なんで？」

「だって、私が入った頃には、ベンはもういないじゃん」

「何、言ってんだよ。当たり前だろ。俺がそれまで留年してたら、おっさんじゃんかよ」

「ベンは、おっさんじゃないよ」

「おっさんだね、間違いなく。あと二年もしたら、高校の制服なんて絶対、似合わない」

ふたりの会話を後ろで聞いていたわたしは、言わずもがなことを口走った。

「白馬に乗った王子さまなんじゃないの、ベンは」

第七章　アキ・ヒロセ

嫌な夢で目が覚めた。もちろん、それが今日、白血病について勉強することになっていたからだというのは、すぐにわかった。

夢のなかで、私は黒田さんの主治医。彼女は高校三年生なのに、私は医者になって五年目だった。彼女は白血病で、あと二、三週しか生きられない。彼氏のベンは、毎日、見舞いにやってくる。私は彼女に、毎晩、睡眠薬を渡す。寝付きをよくする持続時間の短いタイプと、途中で目が覚めないようにする、効果の長いタイプのもの。私は、彼女が長いほうをのまないでも眠れることを知っている。そして、彼女がその薬をのまずに隠し持っていることも知っている。でも、私はずっと二錠ずつ渡し続ける。いつか彼女が然るべきタイミングで、眠るように死ぬことができるように。ふたりだけの秘密。

その晩、彼女は私にこう言った。「先生、ずっと私を診てくれてありがとう。ベンをお願いね」私は彼女の手をやさしく握った。彼女の言葉が何を意味しているかは明らかだ。私は、彼女が死ぬのを助け、ベンとの未来を……。そこで目が覚めた。

嫌な夢だった。それでいて、なかなか忘れられない。

「白血病の授業を最後にしたのは、ほかのがん、つまり固形がんとはかなり違う点が多いので、君

たちが混乱しないようにと考えたからです。講師は、血液・細胞科の山張先生です。では、よろしく」

「山張です。白血病という病名は、誰でも聞いたことがあると思います。テレビドラマで、若い俳優が白血病患者を演じることがよくありますね。若い人が死ぬのは、特別の悲しみを誘います。ちなみに、十代後半の若者の死因の第一位は不慮の事故で約四割、第二位は自殺で約三割、そして第三位ががんで、約一割を占めています。大人でも、多くの人が白血病になります。固形がんのように、からだのどこか一部を切除することができないので、白血病には手術療法はありません。だからか、『じゃあ私は全身悪いのですか』と戸惑う患者さんも多いです。がんであることがイメージしにくいのです。原発不明がんも、違った意味で、イメージしにくく、患者さんに混乱をもたらします。結局、化学療法をうまく使いこなすことが、重要になります。では、白血病について話す前に、血液について少し勉強しておきましょう」

「血が白くなる病気だから、白血病というんですか？」私の素朴な質問だ。

「そうだね。ではまず、なぜ、そう言われるのか。血液は、骨髄という骨の芯の部分でできます。そこに、赤血球や白血球、そして血小板を作る工場があると想像してみてください。赤血球は、酸素をからだの隅々にまで運ぶ役目をしていますし、白血球はからだのなかに侵入してきた細菌やウィルスと闘うのが仕事です。また、血小板には、出血の際に血を止める役目があります。問題は、赤血球や白血球や血小板が同じ材料をもとに作られるということです。だから、その生産ラインのどこかに異常が起きて、役に立たない不良品ばかりがどんどんできてきたとしたら、からだに必要な完成品である血球成分が足りなくなってしまうのです。赤血球が足りなければ、貧血になります。血液が赤く見える理由が赤血球ですから、血液の色は薄くなります。昔は、治療手段がなく、無治

療だと白血球がどんどん増えて、患者さんの血液を採血後しばらく置いておくと白血球がさらに増えて、白く見えた。だから、『白血病』と名付けたと、聞いたことがあります」

山張先生は、ここで一度、みんなの顔を見回した。

「では、このまま、症状について説明しましょう。貧血の症状はみんなもよく知っているね。立ちくらみとか、運動したときにすぐからだがだるくなる。また、働きの悪い不良品の白血球ばかりになると、感染を起こしやすくなり、血小板が足りなければ、ちょっとした傷でも大量出血につながります」

「鼻血ブー」

ヒカルくんだ。

先生の目が点になった。メガネの奥の小さな目がまさに点。私の腹筋がピクピクし始めた。笑いをこらえきれない。ついにズゴッという変な音が口からもれた。先生が今度は私を見た。目はまだ点。みんなも笑い出した。

「鼻血も止まらなければ、ショックで死んでしまう。笑いごとじゃ済まないんです。それに、さっき不良品と言ったけど、いわゆる白血病細胞が肝臓や脾臓やリンパ節なんかに侵入していくと、それぞれに問題を引き起こします。これが、白血病というものです」

先生は、私たちの笑いのツボを読み違えていたが、その表情はいたく真剣だった。

「いろんなタイプがあるんですか?」

「そうです。まずは、治療されなかったとしてどういう経過をたどるかということで、急性か慢性かに分けられます。次に、白血病細胞が生まれてくる血球細胞が骨髄性かリンパ性かで二分されるので、合計四つに分類されるのです」

ここで私はノートに表を描いた。表にすると、話がうんと簡単になる。

「急性白血病はまだイメージしやすいでしょう。さっき言ったような症状が突然、現れて進んでいくから、それを化学療法で治すわけです。『寛解』と呼ばれるいったん落ち着いた状態にするのが目標です。わざわざ寛解と呼ぶのは、再発する人がいるからです。それだとイタチごっこじゃないかと思うかもしれませんね。だから、造血幹細胞移植というものが開発されました。『骨髄移植』も造血幹細胞移植のひとつです。造血幹細胞移植は、急性白血病が寛解となったあとで残った悪い細胞を含む造血細胞を、強力な治療で根こそぎたたいてから、健康な血液をつくる、もとの細胞を移し入れる治療法です。そのとき、健康な造血幹細胞が自分のものか他人のものかで、それぞれ自家移植、同種移植と呼ばれます。それから、その細胞をどこからもってきたかで、骨髄移植、末梢血移植、臍帯血移植に分かれます。急性白血病では、同種移植が広く行われています。健康なきょうだいのなかでヒト白血球型抗原（ＨＬＡ）が一致する人を探すのですが、ＨＬＡが合う確率は、四分の一です。ここまでの話、難しいですか？」

「は、なんとか……」私はメモをとるのに一生懸命になっていた。

「あとは、慢性白血病についての説明です。これは経過がだいぶ違います。ゆっくり病気が進行する『慢性期』が続き、白血病自体による致命的な合併症がなければ、ほぼ全例で『移行期』という時期をはさんで、三から七年目で『急性転化』と呼ばれる時期になります。これは急性白血病のような状態です。ただし、慢性骨髄性白血病が急性転化したときの白血病細胞は、化学療法が効きにくく、患者の余命は一般的に数か月となります。この白血病では、9番と22番染色体にある、ＡＢＬ遺伝子とＢＣＲ遺伝子が途中で切断されて、両者でひとつの遺伝子が形成されてしまいます。血液細胞にこの遺伝子があれば、慢性骨髄性白血病と診断されます。この異常染色体はフィラデル

フィア染色体とも呼ばれています。この異常は、白血病細胞だけにみられるもので、白血病細胞が増加する原因です。この異常は、ほかの正常細胞には認められませんし、遺伝することは決してありません。そして、この遺伝子がつくる蛋白に結合して機能を抑える薬剤が開発されたのです。分子標的治療薬のグリベックです。連日内服すると、ほとんどの患者さんで白血球や血小板の数が正常化していきます。結局、八割以上の患者さんで、一年くらいの間に、白血病細胞の比率が低下していき、ほとんどが正常な白血球に戻ります。グリベックは、副作用が少ないのも特徴ですが、いったん開始すると、内服を中止できないのが現状です」

「でも命には変えられない」黒田さんがコメントした。

「そうですね。じゃあ、最後に、慢性リンパ性白血病です。これは、病状の悪化に個人差があって、十年以上経っても、ほとんど症状の悪化のみられない患者さんも多く、そのような方に治療は要りません。これは欧米人に多く、日本人では稀です」

「白血病の有名人って多いんですか?」私は、勉強会で恒例の質問をした。

「少なくはないですね。だけど、それより小説やドラマで取り扱われたもののほうが馴染みがあるんじゃないかな。もう十年くらい前になるけれど、『世界の中心で、愛をさけぶ』という小説が大ベストセラーになりました。三〇〇万部を超えたんですよ。映画化もテレビ化もされて、両方ともかなりヒットしましたね。そこでは、十七歳の廣瀬亜紀という美少女が、白血病で亡くなります。ボーイフレンドの朔太郎君は、彼女との思い出をずっとあとまで引きずることになります」

講義はそこで終わった。私は今の話から、昨夜の夢を思い出した。不思議な感覚だ。夢のなかのベンもきっと、こうなるんだと思った。ベンは、黒田さんが亡くなっても想い続ける。それを私はそばでずっと見続けるんだ。現実ではないただの夢だったのに、急に淋しくて、ベンが可哀相に思

えた。

家に帰ってからも、こころのなかに何かがひっかかっているようで、すっきりしない気持ちが続いた。そして、いつもどおり姉とふたりで夕食を済ませてから、自転車でＴＳＵＴＡＹＡまで出かけた。『世界の中心で、愛をさけぶ』を借りるためだ。テレビ版は大人借りされていたので、映画版にした。借りて帰ると、自分の部屋のパソコンのスイッチを入れ、ひとりでそれを観始めた。

大沢たかお演じる大人の朔太郎は、まるで、死んだ人みたいだ。朔太郎は亜紀の死から立ち直れずにいた。ずっと亜紀を想い続けているのだ。朔太郎の姿を見ているだけで、涙が出てきた。物語が進んでも、その涙は止まらない。どうしていいか全然わからない。ＤＶＤを途中で止めた。パソコンのスイッチも切った。

気づいたら、長内さんに電話していた。

「もしもし、田畑恵です」

「こんばんは。どうしたの？　グミが電話くれるの、はじめてね」

「涙が止まらないんです」

何の説明もしないまま、小学生みたいに感情をぶつけていた。

「あら」長内さんは驚かなかった。

「今日、山張先生の授業でセカチュウのことを聞いて、ＤＶＤ借りてきたんです。でも、観始めたら、涙が止まらなくなって」

「映画と関係したこと？」

「はい。長内さん、あれ観たことありますか？」

「ええ。映画でもテレビでも観たわよ」

「私、映画のほうを観ているんですけど、大沢たかおがやってる大人の朔太郎が生きているように感じないんです。朔太郎の幽霊が歩き回っているみたいで。大好きだった人が死ぬと、人間ってあんなに変になっちゃうんですか。ずっとそのまんま変わらないんですか？　そう思うと、とても怖いんです」

「そうか。そこに反応しちゃったのか」長内さんの声はやさしかった。

「どうしたらいいですか？」

「少し話、しようか」

「はい」

「グミは、今、好きな人いる？」

「好きな人？　家族とか、クラスで仲のいい友だちはいます。付き合ってる人はいないです」

「そっか。あの映画は、朔太郎というあまりぱっとしない高校生が、学校中で一番素敵な女の子から好きだと言われて、夢のような青春を過ごすの。でも、その真っただ中で、彼女が白血病で死ぬわけだから、一番好きな人を突然奪われる最も極端なかたちだと言ってもいい。そこは想像できる？」

「はい」

「それに対して、何か特効薬のようなものがあると思う？」

「え？　ないんじゃないですか」

「うん。私も、そう思う。それでも、多くの人たちはなんとかそこから立ち上がる。ただ、そうすることができない人もいる。苦しみにずっと耐えていくしかないの。こういうことは、人類が始

まってすぐに出てきた問題なのね。私の知る限りで一番古いのは、旧約聖書で『ヨブ記』というのがあるの。たぶん二千五百年くらい前に書かれたものね。私はキリスト教徒じゃないし、ましてやユダヤ教徒でもないから、どのくらい正しく伝えられるかわからないけど、話してみるね」

　私は少し背中をのばした。

「ヨブというのは、善人の見本みたいな人だったの。だけど、サタンが神に、あいつは恵まれているから信心深くしていられるだけで、家族や財産を奪ってやれば、きっと神に呪いの言葉を吐くだろうと耳打ちするの。ひとつ試してみませんかって。神も軽薄というか、実際、ヨブをひどい目に合わせるわけ。だけど、ヨブは一切不満を口にしなかった。『わたしは裸で母の胎を出た。また裸でかしこに帰ろう。主が与え、主が取られたのだ。主のみ名はほむべきかな』と言うばかりなの。そこで、サタンはヨブのからだを嫌な腫物で覆い尽くす。ヨブはそれにも耐えるけど、見舞いにきた三人の友人たちが、罪のない人を神が罰するはずはないと、ヨブを非難し始める。ヨブはそれについて『自分は神に対して罪を犯したことがない』と反論して、最後には、神に対して『もしあるというのなら、わたしの罪は何なのか、それを教えてくれ』と挑むの。結局、神がヨブの目の前に現れ、人間の分際で何をぬかすかと一喝する。すると、ヨブは自分が神を疑ったことを悔い改め、神は神で、サタンの試しによく耐えたとヨブを誉めて、もう一度、幸せにしてあげた。話の筋はわかった？」

「はい」

「それでね、このヨブ記というのは、悪いことなんかしていないのになんで自分だけがこんなつらい目に合わなければならないんだという疑問を持つ人たちへのひとつの答えになっているの。すべては神の思し召しなのだと考えることが大切というわけ。だけど、それでは納得しない人もいる

でしょ？」

「はい、私もです。ヨブは、神を自分の目で見たから改心できたんですか？」

「そうかもしれない。神が目の前に現れるのは、とにかく強烈な体験だったでしょうからね。そういえば、セカチュウで二人がエアーズロックへ行こうとして、高松空港で台風十九号によってそれを阻止される場面があるの。朔太郎はそこで『助けてください』って叫ぶんだけど、あれは、神に向けた言葉だったのかもしれないわね。でも、もちろん神は現れない」

「そんな運命、誰だって嫌ですよね」

「不幸な運命というのは、人間が悪いことをしたから、その罰として神が用意するものなのだろうか？」

「そう考える人が多いから、みんな『なんで私が？』って思うんですよね」

「そうね。でも、私が今、読んでいる本の著者は文学者なんだけど、自分が尊敬する作家の仕事を研究し続けて、『何故自分は愛する人を失ったか、ではなく、そもそも何故その人と出会えたのか、そのことの恩寵を考えよ』というメッセージを見つけるの」

私はここで少し考えた。

「つまり、セカチュウだと、朔太郎は恋人を亡くしたことばかりに目が向いているけど、そもそも亜紀に巡り会えた奇跡のようなものについて感謝すべきだってことですか？」

「そうね。宗教的にも、その出会いを用意してくれたのは神だったということになるでしょうね。四月の最初の授業で小林先生が、グミの持っていた本のタイトルを使って話していた運命ということにも通じる気がするね」

「そうですね。あっ、長内さん、涙が止まってる！　電話してよかった。長内さん、カウンセラ

ーみたい！」

「何、言ってるのよ」

長内さんは少し笑っていた。

「おやすみなさい」

「おやすみ」

今日はいい夢が見られそうだ。

第八章　雨と土

「前回で、がんの各論講義は終わりました。肺がん、乳がん、膵がん、大腸がん、それに白血病と、それぞれの特徴を理解して、もう一度、がんというものについて考えてみると、理解が深まるんじゃないかと思います。どうですか?」

長内看護師は、いつもやさしい。だけど、みんな、何を訊かれているのかなっていう顔をしている。

「質問が大雑把過ぎたかな。じゃあ、違う訊き方をしてみよう。講義では、お医者さんたちが、がんの生物学的なことをいろいろ教えてくれました。もしもがんになるということがひとつの物語だとしたら、いつ、どこで、誰が、何を、というところが語られたと言ってもいいでしょう。でも、それをどのように生きるのか、それはなぜなのか、というところは、医学では語れません。ご本人や家族がどう考え、どう関わるのかで大きく違ってくるからです。つまり、同じがんでも、同じ物語はひとつもないんです。君たちひとりひとりはその物語の重要な登場人物だし、実際は作者と言ったほうがいいかもしれない。そんなふうに考えると、どんなことが頭に浮かぶ?」

グミがすかさず話し始めた。

「うちの場合、思っていたより影響が少なかったかな、と思います。母さんはトリプル・ネガティブだったから、手術で一週間入院したあとは、化学療法をやっていました。吐き気はひどいし、髪の毛も抜けちゃったけど、母さんはウィグで前より綺麗になったとか言っています。女性としての自信を失くしたとか、そういうことを言うタイプじゃないです。さっぱりしてるんです。父さん

も、端から見るぶんには、今までと何も変わらない感じで、仲はいいです。かえって、こっちが本当に大丈夫かなって心配です。でも、うちは両親ふたりでラーメン屋をやっているので、実際、悩んでいるヒマなんかないのかもしれません」

「この頃はあまり見かけなくなったけど、千羽鶴を折るのもそういうことですね。手を動かしている間は、嫌なことを忘れられる」長内看護師が解説した。

「そういうの、仏教の授業で習ったけど、精神的に安定するための基本らしいよ。禅寺で修行僧たちが寺の雑用をみっちりこなすのは、作務っていって、邪念を追い払うのにいいんだって」ベンが言った。

「そうかも。両親も手足を動かしているのが一番だって、よく言います。私にとって変わったことと言えば、この勉強会に参加して高校生の人たちとも話すし、実際、母さんの病気というか、その治療をそばでひとつひとつ見てきたので、自分は精神的に成長したのかもしれないと思うくらいです」グミが言った。続いて、木村が手を上げた。

「うちの母親もグミんちと同じで、乳がんなんだけど、ホルモン剤始めて二年目だから、ちょっと早目の更年期って感じでイライラしています。でも、まあ、それは今に始まったことでもないし、乳がんのことは全然気にしてないって顔をしています。僕たちを安心させてくれているだけかもしれないけど、母親がそのつもりなら、こっちもそれに付き合おうって感じです。母親は家族の重荷になりたくないのかもしれない。結局、まあまあなんじゃないかと思う」

みんなの視線がなんとなくアオジュンに集まった。

「僕の番？　ですか。うちも乳がんだけど、今は、分子標的治療薬だから、副作用ってほとんどないんです。でも、家のなかにがん患者がいる感じはあります。母親は主婦だから、昼間は淋しい

のかもしれない。僕が小学生の頃とか、乳がんになる前は、セレブランチとか言って、よく出かけていたのに、この頃はそういうの少なくなったし。それに、僕ひとりっこだから、母親との接触も多くて、母親が不安になると、僕もつい引きずられて暗い顔をしているんじゃないかと思います」

「そういうとき、どうするの？」長内看護師が心配そうに訊いた。

「たいていは、父親に相談します。仕事で遅く帰ってきても、その話だけは聞いてくれます。父親も努力しているんじゃないかな。話しているうちに、母親が不安になったのはからだの症状がきっかけだったり、気持ちの落ち込みの現れなんだってことがわかってくるから、自分には何がしてやれるんだろうかって少し冷静に考えることができるようになる」

「それは、とても役立つ相談だね」

「そう思います。父親は、『うちは、チーム・スナオだから』って言います。あとは、親ががんになった子どもは自分だけじゃないってことが、一番の救いです。もちろん、それは数から言っても当たり前のことなんだけど、ここにこれだけ、リアル患者の子どもがいることがわかっていて、毎月会っている。それが励みになります」自然と全員がうなずく。

「ちょうど乳がんの母親をもつ三人が話してくれたわけだけど、聞いていて、三者三様の物語があるって感じがしました。グミが第一回のミーティングを短編にしてくれたこと、みんなには言ってなかったけど、あれはすごくいい出来だった。何か作者の自覚みたいなものを感じたわね」

「長内さん、ナイス！　実は私、ここでなら言っちゃうけど、小説家になりたいんです」

「なんだ、じゃあ、あれ、みんなにも読んでもらう？」

「はい！」グミは相変わらずパワフルだ。

「じゃあ、帰るときに、みんなにコピーして渡すね」長内看護師は続けた。

「さっきの木村君の話だけど、『こっちもそれに付き合おう』っていう言葉が印象的だったわ。意志を感じるっていうか。青山君は『チーム・スナオ』っていうのが、いいね。お父さんとお母さんと青山君で三人の家族をとても大事にしていることがよくわかる。ちょっと、まとめすぎたかな？」

「そんなことないですよ」わたしが言った。長内看護師は笑顔になった。

「なら、よかった。こんなこと訊くからって不謹慎だと思わないでほしいんだけど、親ががんになって自分にプラスになったことってある？」

これはわたし向きの質問だ。でも、最初に答えたのは、木村だった。

「それは、やっぱり自分のことは自分でさっさとやるようになったことかな。母が更年期だからっていろいろやってくれないから、自分でやるしかない。受け身じゃ、生活成り立たないんだなあ。幸い、病気の治療のせいだとわかっているから、母には文句も言えない」

木村の発言は、少し緊張した場の雰囲気をやわらげた。それに続くように、わたしも発言した。

「それは、わたしも同じ。それが続いているうちに、大人になったみたい。うちの場合、父はわたしが小学二年生のときに発症したんだけど、すぐには、病気のことは教えてもらえなかった。最初、顔色が悪くなって、立ちくらみがするなんて言い出したのをよく覚えています。母が、『偏食がひどいから貧血なのよ、病院へ行ってきて』と言ったことも、よく覚えている。そのあと、半年ほど、がんセンターに入院したけど、両親は、ひどい貧血としか説明してくれなかった。それで、『家庭の医学』とか読んで自分で勉強して、ようやく母に、父は白血病じゃないのかって、思い切って訊いたんです。四年生のちょうど今頃だったかな。そうしたら、よくわかったわねって、あっさり認めた。正直、そんなにあっさり認めるのなら、もっと早く訊けばよかったと思った。どこかで、両親は本当のことを隠そうとあたふたするんじゃないかと思っていたんですね。結局、それか

らは、自分がどんな状況に置かれているのかわからないという不安はなくなった。でも、その代わりに、父が死んだら、今の生活を続けられるんだろうかと心配になった。突然、どこかに引っ越すとか。だから、まわりの友だちと少し距離を置くようになった」

「やっぱり、いいことばかりというわけにはいかない」長内看護師がフォローした。

「でも、それも考えようですから。おかげで、わたしは、医者になる決心がついた。将来、何になるか決まらないどころか、どの学部に進むのかさえ迷っている同級生を見ていると、これはこれでよかったのかなと思えます。これが、わたしなりの再生の仕方なんです」ここまで言って、わたしは椅子から立ち上がった。

「あの、せっかくなので、ここで発表しますね。わたし、来年から東京の私立の医学部で勉強することに決まりました。そこだと、授業料免除だけでなく、生活費まで援助してくれる特待生制度があったので、決めました。みんなにもいろいろ心配かけていると思っていたので、まだもうひとり心配させている人はいるようですけど、とりあえず、わたしのことは大丈夫ですから。ご声援ありがとうございました」

お辞儀をし終えると、みんながわたしのまわりにいた。そして、おめでとうと言ってくれた。わたしはそのとき、彼らの暖かいまなざしに、きょうだいのような親しみを感じた。長内看護師も、駆け寄ってきた。

「黒田さん、本当におめでとう。あなたがお医者さんになって、ここに戻ってきてくれるのを楽しみにしていますよ。もちろん、帰省の折に、ボランティアにきてくれるのも大歓迎です」

みんなの笑顔を見ていると、わたしのことなのに、自分のことのように喜んでくれているみたいだった。勉強会は続いた。

「がんについて思うところを自由に話してくれない？」

「いいですか？」めずらしく、カナメが発言した。

「母さんは大腸がんが再発したので、たぶんメンバーの親のなかでは、一番よくないと思っていたんです。でも、三月に入院して、大腸も肝臓に転移したがんも取り切れて、予防的な化学療法が終わったところです。みんなに暗い話をすると悪いだろうと思って、ずっと遠慮していたけど、ようやく話の輪に入れるかな」

「カナメはそんな遠慮しなくてもよかったんだよ。私なんか、言いたいこと言ってたんだし」グミが言った。

「グミはいいよ。人気者だから」

「何、それ。カナメ、いじけないでよ。君も立派なメンバーなんだから！」

そこでヒカルが割って入った。

「でも、カナメの気持ち、わからないでもないな。やっぱり、親の病気の状態って、すごく気になるべ。（笑い）家族だってそうなんだから、本人はどんだけ苦しいか、心配することもある。とくに、遺伝のこと勉強すると、やっぱり医学が進歩すればするほど、そういう情報って増えていって、そのこと自体も誰にどこまで話していいのか悩むし、親なんか、自分が子どもに悪い遺伝子を伝えたって罪悪感を抱くだろうし。でも、まあ、そういうことは考えるけど、それはそれで仕方ない。カナメは、ずっと遠慮してたかもしんないけど、毎回、通ってきたんだ。わざわざ岐阜からだぜ。ここが居心地よかったんだろ？」

「うん」カナメは少し微笑んだ。

「ほらね。だから、いいんだって。いろんな参加の仕方ってもんがあるんだから。ここで学ぶこ

ともみんなひとりひとり違うはずだし、そうでなくちゃいけないんですよ。ね、長内さん」

「そうね。ここにきて、みんなが同じものを学んで帰ったとしたら、きっと、それは、このグループがあまりうまくいってないことになるんじゃないかな。通り一遍のものしか提供していない。でも、グループが深まるって言うのかな、そうなると、きっと、みんなが自分の持ち味に合った学び方をするはず。情報についての意味付けもおそらく違ってくる。黒田さんみたいに頭が切れる人は、医学的な情報をきっちり整理しながら、がんについての理解を深めるだろうし、カナメ君が毎回遠くから通ってきたのは、えらいなと思うと同時に、私もうれしかった。ヒカル君みたいにユーモア満点の人は、がんの親を持つ子どもたちのことをどこか直観的に把握しているから、みんなを笑わせることができるんだと思うよ。それから、二回目だったかな、青山君が私に理想の看護師について訊いてくれた。あのときは、本当に驚いた。思わず、あんなこと喋ったけど、あれは、彼がいつもああいうこと考えているからこその質問だったんだなって、あとになればなるほどわかってきた。君たちはすごいと思うよ」

「だとしたら、俺もすごく勉強になった」ベンが話し始めた。

「最初は、もっとがんのことを勉強して、親父のがんは本当に大丈夫なのか自分なりに考えたかっただけなんだ。さすがにひとりでそれを勉強するのは無理だと思って、ここにきてみたけど、結局、気がついたら、もっと医学のことを勉強したいと思いだした。名古屋には友だちもたくさんいるし、兄貴みたいに市内の大学に進めば、楽には違いないんだけど、ここで医学部に入るのはちょっと難しい。しかも、経済的に、国公立じゃないと無理だとわかったとき、これは、きっと名古屋を出て、独り暮らしするタイミングなんだろうなって思った。きっと、俺は、親父のがんが怖かったんだと思う。この先、どうなるんだろうって。でも、ここへきて、いろんなこと考えているうち

に勇気が湧いてきた。そうしたら、なんか毎日の生活に張りが出て、今しかできないことをやろうって思うようになった。みんなのおかげだと思う。でも、まだ、結果はどうなるかわからないけどね」

「ベン、最後にふさわしくまとめてくれて、ありがとう。今から、グミの短篇をコピーしてくるから、みんな、ちょっと待ってて」長内看護師は足早に部屋を出て行き、すぐに戻ってきた。

「未来の文豪の第一作だから、とっておくとプレミアがつくわよ」

「やめてよ、長内さん。恥ずかしい！」そう言うグミの顔は、とてもうれしそうだった。

「それから、もうひとつ。君たちが、親ががんになって体験したような苦しみを乗り越えるのに、いろんな持ち味があるんだけど、それをまとめた図があったから、渡しとくね。雨降って地固まるっていう物語と言えるかもしれない。自分はどんな持ち味があるのか振り返るのに、参考になるんじゃないかな。じゃあ、みんな、よいお年を」

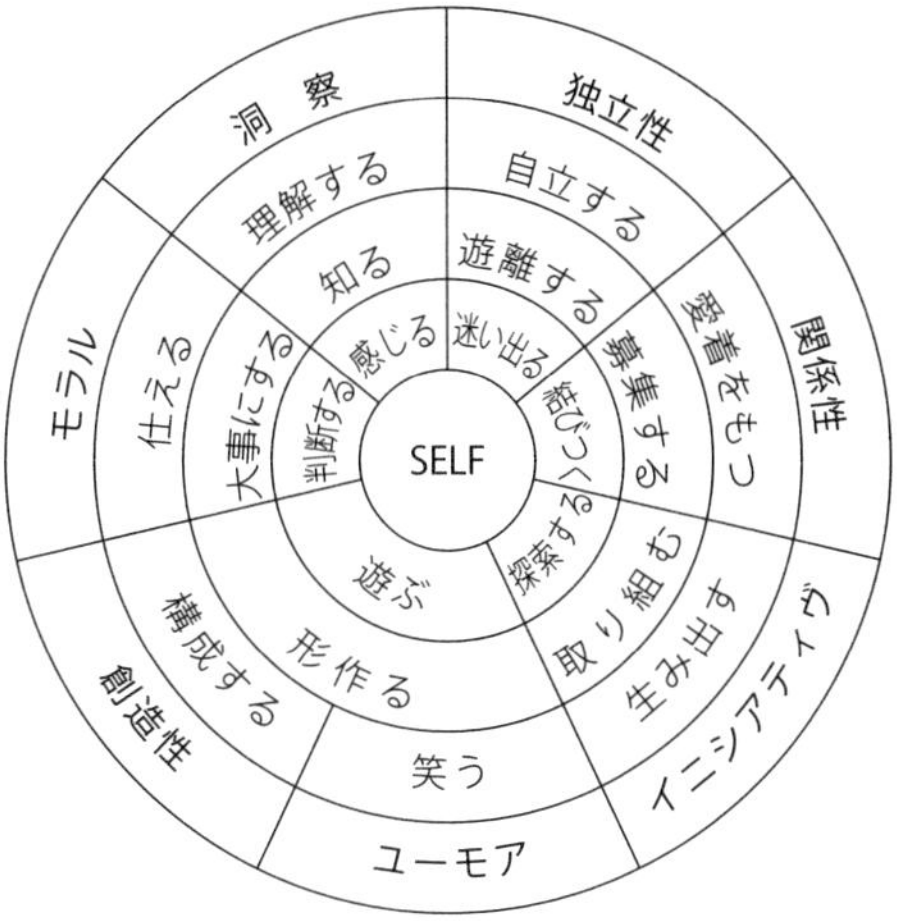

勉強会が終わると、ベンとわたしは北口を出た。外はもう真っ暗だった。もうすぐクリスマス。すかして、『花のワルツ』なんかを口笛で吹く。じきに、今年も終わる。

第九章　グミの手紙

前略。ベン。

この手紙をベンが読むのは、きっとセンター試験の二日目から帰ってきたときだと思います。試験はできましたか？　できたに決まってますよね。一月の勉強会はセンター前日だから、ベンの欠席は驚かなかったけれど、ちょっと淋しかった。前回の勉強会であったことを書きます。頼まれてもいないのに、おかしいけど、私、（小説家志望だから）こういうの書いてみたかったの。ニューズレターって言うのかな。

ヒカルくんのお母さんが入院しました。ヒカルくんが近況報告で話してくれました。お母さんは、正月が明けてから、突然、お腹が痛いと言い出したそうです。夜だったから、痛み止めを飲んで、なんとか眠ったそうです。でも、朝起きると、ヒカルくんの話では、目がまっ黄色になっていた。それで、がんセンターを受診して主治医の先生に診てもらったところ、急性胆管炎と診断され、すぐ入院になりました。ヒカルくんはその日から、お父さんとお兄さんの三人で交替で、お母さんの付き添いをしているそうです。腹痛がひどくて、麻薬を使い始めた頃から、物忘れがひどくなって、夜になると、猫が見えるとか言い出したときは、またいつものようにふざけているのかと思ったそうです。実は、せん妄という病気でした。小林先生がすぐに診察にきて、これは、麻薬の副作用でもあり、胆管炎で熱が出たせいでもあり、がんの再発のせいでもあると説明してくれたそうです。でも、認知症になったわけではないし、こころの病気になったわけでもない。だから、余計な心配

はしなくていいって。寝る前に、せん妄の薬を投与するし、胆管炎は主治医が治してくれるから、それが改善するにつれて、せん妄もよくなると励ましてくれたそうです。

親の病状が変わったのは、幸い、ヒカルくんだけでした。ほかの子たちは、みな相変わらずです。黒田さんは、大学が決まったからって、もう心理学の勉強を始めています。子どもの頃に虐待を受けたりして精神的なダメージを受ける子どももいれば、かなり厳しい家庭環境で育ったからこそ、より健康になったと思われる子どももいて、とても興味深いと言っていました。このあいだ長内さんがくれたコピーの図と関係しているんだとも言っていました。でも、これ、私がわざわざ書かなくても、ベンはもう黒田さんから聞いているのかな。みんなは、ふたりが付き合っているんだと噂していましたよ。

センター試験が終わっても、前期試験があるから忙しいと思うけど、二月は勉強会に来てくださいね。もちろん、合格通知をもってきてください。あ、プレッシャーかけました？

では、また。　早々

二〇一四年一月十七日

田畑　恵

追伸。自作のおまじないソングをプレゼントします。ヴィヴァルディ『四季』の「冬　第二楽章」に合わせて唄ってください。いいことあるよ♬

冬は寒いよね
秋より寒いよね
『西風に寄せる歌』　シェリー
冬来たりなば　春遠からじって
季節は　めぐるよ
地球は　ぼくら乗せ
いつでもグルグルまわる
メリーゴーランド

第十章　最後の別れ

二月の勉強会の前の晩、長内看護師からメールがきた。はじめてだった。開いてみると、金曜の午後にヒカルのお母さんの葬儀があるから、勉強会のメンバー全員で行くつもりだとあった。会場は杁中のキリスト教教会だそうだ。葬儀に参列するのもはじめてなら、教会へ行くのもはじめてだ。がんセンターで集まって、みんなで自由ヶ丘から地下鉄に乗ることになっていた。

続けて、木村から長内看護師へのメールが転送されてきた。

02/20 17:36
From：Taichi Kimura　To：dnggitgn@ecweb.ne.jp
Sub：Tomorrow Meeting

勉強会の木村です。ヒカルのお母さんが今朝、亡くなったそうです。

あいつは今日、学校を休みました。どうしたのかと思って、放課後、家へ行ってみたら、本人が出てきて、夕べ、母親が亡くなると言われ、朝までずっとベッドサイドにいた、と言いました。お母さんが亡くなる瞬間を見届けたそうです。あっけなかったと言っていました。今夜はお通夜で、明日の午後四時から杁中の教会で葬儀が行われるそうです。僕は葬儀に出ます。勉強会と重なるから、みんなもきてくれたらうれしいとヒカルは言っていました。社会見学だぜとか言って、ふざける余裕はあったので、大丈夫です。あとはおまかせします。

わたしたちが少し遅れて教会のなかに入ったとき、ちょうど、聖書朗読が終わったところだった。

続いて、賛美歌の斉唱が行われ、牧師さんによってヒカルのお母さんの生涯が紹介された。

お母さんは大阪生まれだった。大学で名古屋にきて、同じ教会に通っていたヒカルのお父さんからプロポーズされた。昔から太陽みたいに明るい女性で、持ち前のユーモアでいつもまわりの人たちを幸せな気分にすることができる特別な人だった。妻として、母として、そしてキリスト教徒として教会活動も精一杯行った。牧師さんは、もう二十年以上、ヒカルたち家族を見守ってきたという。

そのあとは、お父さんが挨拶をされた。やはり、お兄さんもスピーチをした。

それからヒカルが立ち、壇上へ向かった。

「みなさん、今日は、母の葬儀に参列していただき、ありがとうございました。

母のことは父と兄が十分話すことになっていたので、僕はがんのことを中心に話そうと思いました。母は、がんのことは僕にもすぐに教えてくれました。膵がんでした。膵がんの予後が悪いことは、中学生でもたいてい知っていますが、幸い、母は内分泌型の膵がんで、時間には多少、余裕がありました。だから母は、僕にがんについて勉強するように言いました。

二年前、がんセンターで、ばったり木村太一君に会いました。そこで、ふたりとも母親ががんだとわかりました。彼とは小学校からずっと一緒で、まあまあ仲のいいほうでした。母ががんだと友だちには言わないほうがいいと言われ、自分でもなんとなくそう思っていたし、誰にも言いませんでした。でも、彼とは、お互いにそういったことが話せるからか、学校からも一緒に帰るようになり、教室にいてもふたりでギャグを飛ばして、みんなを笑わせるようになりました。

がんセンターで勉強会が始まったのは、昨年の四月でした。ふたりで参加しましたが、ほかの仲間もみんないい子たちでした。担当看護師の長内さんも、病気のことを講義してくれる先生たちも

いい感じでした。でも、勉強会は一年の予定だったから、その間に誰かの親が亡くならないかとずっと心配でした。結局、それが僕の母になったことは、不思議な気持ちです。もちろん、僕たちがずる休みした最初の授業でしっかり教えられたとおり、母ががんになったことは誰のせいでもないし、誰もが抱えた人生の制約のひとつに過ぎないんだと思うようにしています。だから、そこは、いいんです。でも、気持ちのコントロールという点で、いまだに自信がないのは、母の病気の遺伝性に関することです。

では、ここでクイズ！　いいですか？　僕の未来は次の三つのうちどれだと思いますか？

①膵がんになるリスクは一般の人と同じで、極めて低い。

②膵がんになる確率は二分の一である。

③木村君とのお笑いユニット「キム＊ピー」がある日突然ブレイクし、連日舞台に上がっていると、照明器具が落ちてきて僕を直撃し、悲運な最期を遂げる。

さあ、どれでしょう？」

親戚の伯父さんや叔母さん、それにいとこたちなんだろうか、ヒカルのスピーチを微笑みを浮かべて聞いている。彼は小さい頃からずっと、ああいう感じで、人気者だったのだ。

「答えは、教えません。もちろん、選択肢のなかに正解があるかどうかも含めて、回答は控えさせていただきます。

勉強会ではいろいろ学びました。でも、今になって思うと、あれはただの知識の伝達ではなかったことがよくわかります。講義をしてくれる先生たちは、そのがんの一流の専門家ばかりです。だから、きっと一日だって二日だって、がんの講義をし続けることができたはずです。でも、みんな四十分ほどのわかりやすい講義にしてくれました。何が大切で、何を伝えれば僕たちがそれに興味

を持つか、そんなところまで考えられていて、今の医学ではまだわかっていないこと、できないこともしっかり教えてもらいました。

たとえば、遺伝性の有無については、僕ひとりで検査の話を進めてはいけないことを学びました。母と血のつながっている人たちみんなに影響を及ぼすからです。兄にも、いとこにも、そして伯父さんや叔母さんにも、それが影響するかもしれない。遺伝情報は、自分たちの人生を根こそぎ変えてしまう可能性があり、いったん情報を得たら、それを知る前の自分に戻ることはできないのです。

今、お話ししたような遺伝子についての情報は、僕たちが知ることのできる最もミクロなレベルのものです。結局、母や僕たちの家族、それに僕のまわりで何が起こったのか。カルテには、がん細胞の病理所見が、こう書かれているそうです。『好酸性顆粒状の胞体と円形でやや偏在する核を有する細胞が散在性、胞巣状に採取されています。核分裂像は認められません。免疫染色結果もあわせ、神経内分泌腫瘍と考えます。Chromogranin A（+）, Synaptophusin（+）, Ki67 LI: 2%』母の膵がんは肝内胆管を圧迫し、胆管炎を起こしたそうです。背骨にも転移して背中の痛みを、そして腹膜に広がってお腹の痛みも起こしました。幸い、脳には転移しませんでしたが、せん妄という症状は一週間ほど続きました。

母は、人生の残りの時間が数年だと知った時点で、自分の人生における優先順位を明らかにしました。父や兄への影響は、先ほど本人たちが話したとおりです。僕には、がんについて学ぶよう勧めました。がんセンターでの仲間も、そうしてできました。そして、みんなは今、ここにきてくれています。母のがん細胞というミクロな変化が、二〇一四年二月二一日にみなさんがここに集合するというマクロな出来事を引き起こしたのでしょうか？　それはどこまでが運命で、どこからは偶然だったのでしょうか？　こんなふうに分析してみても、今の僕にはわかりません。でも、今こう

してみなさんがここに一緒にいてくれるのがありがたいことは確かです。

母は最後に、こう言いました。『もうあなたには何もしてあげられないけど、次のふたつを頼りにしてこれからの人生を歩んでいってほしい。ひとつは、これまで私があなたに教えたこと。もうひとつは、あなた自身。わかった?』これが母の僕への最後の教えです」

みんな泣いていた。でも、これは悲しいからだけじゃない。そのことが、わたしにはわかった。

ヒカルは、まだ壇上にいた。続きがあるのだ。

「みなさん、泣くのはまだ早いですよ。僕は、このメッセージをどこかで聞いたことがあるなと思って調べてみたんです。そうしたら、これは仏陀の弟子たちへの遺言だったのです。みなさんもよくご存知のとおり、あれだけ信心深かったキリスト教徒の母が、最後に仏陀の遺言を借りてくるなんて、どういうことでしょう。僕は、母が天国で舌を出しているところが目に浮かびます。母は、どんなときにも決してユーモアを忘れない人でした。僕はそれをしっかり受け継がなくてはなりません。みなさん、これからも覚悟しておいてくださいね。

今日は、母との最後のお別れにお越しくださり、本当にありがとうございました。外はもう真っ暗です。足下に気をつけてください。とくに、お年を召した方、急いで母のあとを追いかけたりしないようにね」

みんな泣いていたけれど、最後は泣き笑いだった。そして、拍手が起こった。

壇上からヒカルが下りると、献花が行われた。わたしたちは、お母さんに花を手向けると、ヒカルのところに行って、彼の坊主頭をなで、肩や背中を叩いた。言葉にはならなかった。でも、わたしたちが何を言いたいのか、十分、彼には伝わっていたのではないのか。どこかでハレルヤという声が聞こえた。

文献・資料（第3部）

〔引　用〕

Green, J.: *The fault in our stars.* Penguin Books, 2011.（金原瑞人、竹内茜訳『さよならを待つふたりのために』岩波書店、二〇一三年）

Hemingway, E.: *The death in the afternoon.* Scribner, 1932 (reprint1996).（宮本陽吉、佐伯彰一訳『午後の死』〔ヘミングウェイ全集第四巻〕三笠書房、一九六四年）

Isaacson, W.: *Steve Jobs: the exclusive biography.* Simon Schuster, 2011.（井口耕二訳『スティーブ・ジョブズ〔Ⅰ・Ⅱ〕』講談社、二〇一一年）

Merchant, N.: Retrospective 1995-2005. Elektra.［CD］

Wolin, S.J., Wolin, S.: *The resilient self: how survivors of troubled families rise above adversity.* Villard Books, 1993.（奥野光、小森康永訳『サバイバーと心の回復力』金剛出版、二〇〇二年）［第八章の図は本書より引用］

Zevon, W.: (Inside) OUT: Warren Zevon. VH1, 2004.［DVD］

〔参　考〕

浅野順一『ヨブ記』岩波新書、一九六八年

尾崎俊介『S先生のこと』新宿書房、二〇一三年

片山恭一『世界の中心で、愛をさけぶ』小学館、二〇〇一年（DVD：東宝、二〇〇四年）

国立がん研究センター内科レジデント編『がん診療レジデントマニュアル（第四版）』医学書院、二〇〇七年

高橋利忠、加藤知行監修、愛知県がんセンター中央病院編『あなたを守る最新がん治療全ガイド』昭和堂、二〇〇七年

Steve Jobs. Commencement at Stanford University (http://www.youtube.com/watch?v=XQB3H6I8t_4)

New York Times, May14, 2013. My Medical Choice, Angelina Jolie.